AF329070

Bibliothèque des Connaissances médicales

DIRIGÉE PAR LE DOCTEUR APERT

(Dr A. DUCOURNAU)

Chef de Clinique à l'École de Stomatologie

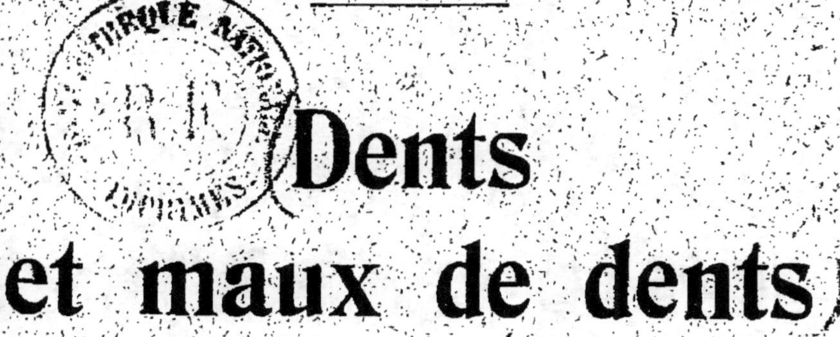

Dents et maux de dents

Avec 27 figures dans le texte

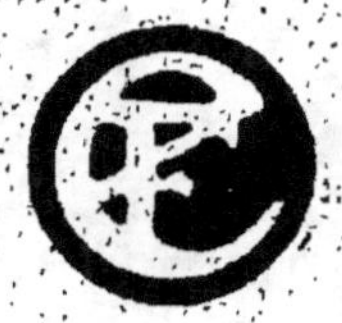

PARIS

ERNEST FLAMMARION, ÉDITEUR

26, RUE RACINE, 26

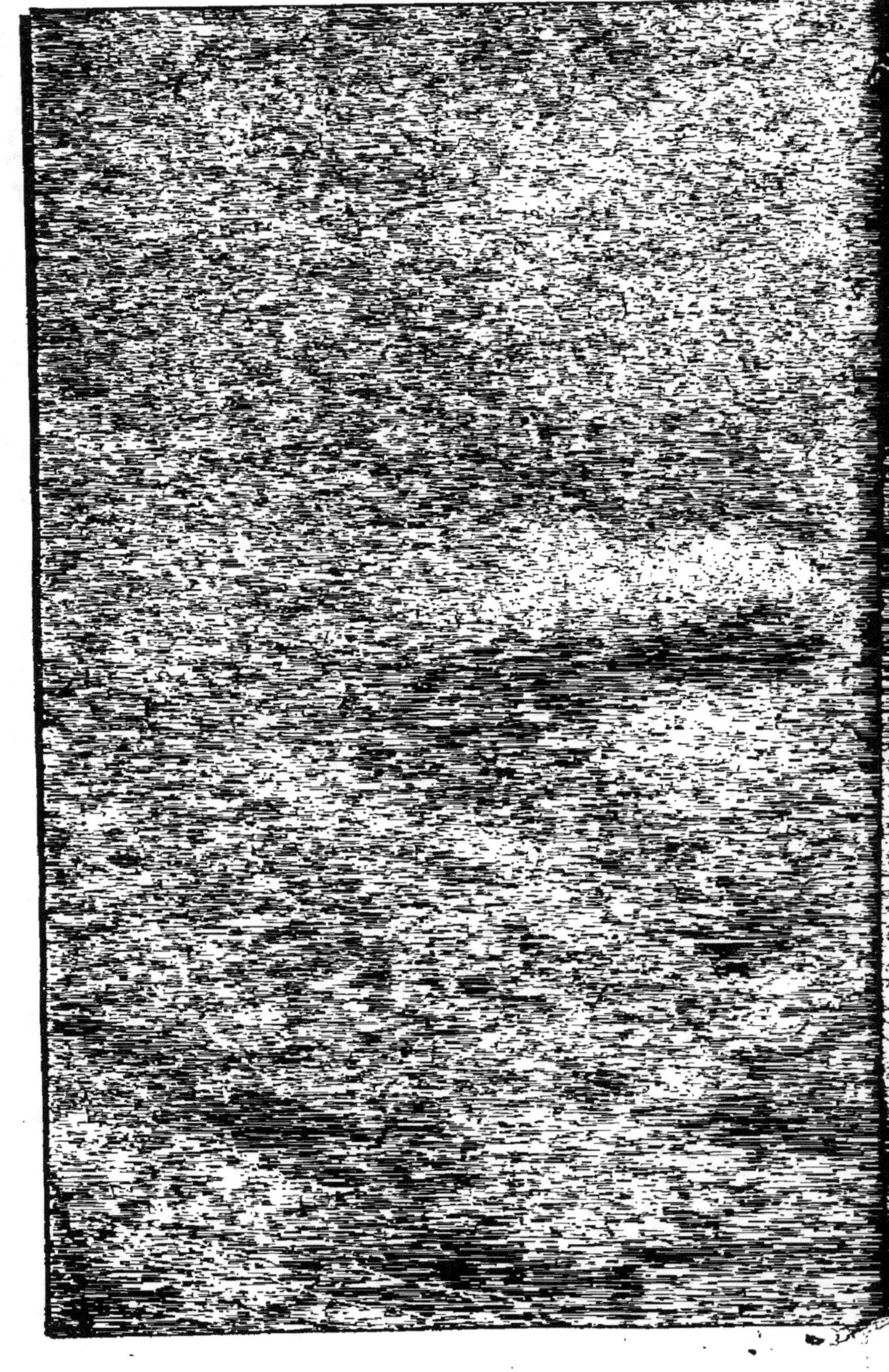

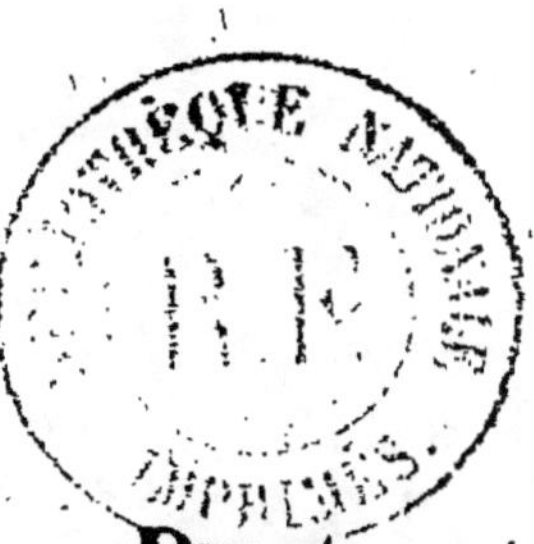
BIBLIOTHÈQUE NATIONALE
R F
IMPRIMÉS

Dents et maux de dents

Bibliothèque des Connaissances médicales
DIRIGÉE PAR LE DOCTEUR APERT

Dr DUCOURNAU

CHEF DE CLINIQUE A L'ÉCOLE DE STOMATOLOGIE

Dents et maux de dents

PARIS

ERNEST FLAMMARION, ÉDITEUR

26, RUE RACINE, 26

1922

Tous droits de traduction, d'adaptation et de reproduction réservés
pour tous les pays.

Droits de traduction et de reproduction réservés
pour tous les pays.
Copyright 1922,
by ERNEST FLAMMARION

BIBLIOTHÈQUE NATIONALE — R.F. — IMPRIMÉS

INTRODUCTION

De toutes les maladies auxquelles nous sommes exposés, les maladies des dents sont peut-être celles qui sont les plus communes. Il est de plus en plus rare à l'heure actuelle, de voir un individu de l'un ou l'autre sexe qui, arrivé à l'âge adulte n'ait pas déjà plusieurs dents soignées.

A quoi tient la fréquence des lésions dentaires ? A de multiples causes, parmi lesquelles l'hérédité tient la première place ; l'action déminéralisante de certaines maladies telles que la tuberculose et les maladies fébriles de l'enfance, la seconde.

L'hérédité en provoquant des anomalies de structure congénitale et des modifications dans la composition des tissus durs de la dent ; les affections générales en modifiant la composition et la disposition des éléments constitutifs de la dent, créent un état de moindre résistance locale, et favorisent le développement dans le milieu buccal, des éléments infectieux, qui attaqueront la dent, et provoqueront la carie. Ces éléments qui viennent de l'extérieur et dont la pullulation et le degré de nocivité dépendent de l'état général et de l'état du milieu buccal, sont des parasites, des micro-organismes, dont les fermentations variées ouvrent la porte à la carie.

La carie, connue de toute antiquité, était cependant moins fréquente à en croire les auteurs, autrefois qu'à l'heure actuelle ; si l'on remonte très loin, sur les crânes préhistoriques, on ne rencontre que rarement des lésions ayant évolué sur des êtres jeunes. En effet, la plupart des caries que l'on constate sur les néolithiques, siègent au collet des dents, et sont l'indice qu'elles n'ont eu lieu qu'à un âge avancé, après que les phénomènes de résorption de l'alvéole et de régression de la gencive, normaux chez le vieillard, eurent mis à nu les parties sous-jacentes au collet de la dent qui n'étant plus protégées par l'émail sont devenues, de ce fait, plus facilement attaquables par les micro-organismes.

Les peuples primitifs actuels dont la vie se rapproche le plus de nos ancêtres de la préhistoire sont moins sujets que nous à la carie. La civilisation, en nous apportant le bien-être, nous a apporté les maladies qui ont modifié progressivement notre terrain.

Il en est des maladies des dents comme des affections générales ; nous devons lutter pour les enrayer, considérant que les dents ont un rôle tout à fait primordial à remplir ; elles préparent le bol alimentaire sur lequel les sucs du tube digestif travailleront d'autant plus utilement pour notre organisme qu'il aura été bien divisé par la mastication ; or la mastication ne s'effectue bien qu'avec de bonnes dents, ou des dents rendues saines par des soins intelligents. Pour en apprécier les services, apprenons à connaître ces indispensables organes.

Si nous examinons la série des êtres vivants existant sur notre globe, en bornant nos investigations aux vertébrés, seul groupe qui nous intéresse et dont l'homme fait partie, nous voyons que le système dentaire varie beaucoup chez les différentes espèces animales et que la forme des dents est fonction des aliments dont elles se nourrissent. Une seule classe fait exception et ne possède pas ces utiles organes, ce sont les oiseaux, chez lesquels le rôle dévolu aux dents est remplacé par un travail mécanique effectué par la poche stomacale, appelée gésier, dont la musculature extrêmement développée broie, par ses contractions, en les malaxant avec des graviers, que les oiseaux ingèrent en même temps que leur nourriture, les aliments dont ils vivent.

Les reptiles, les batraciens et les poissons possèdent un système dentaire plus ou moins rudimentaire dont la fonction est plutôt la préhension des aliments que la mastication.

Seuls, les vertébrés mammifères ont des dents bien différenciées. Un ordre, cependant fait exception, ce sont les monotrèmes qui comprend deux espèces d'animaux, les échidnés et l'ornithorynque ; ce dernier a les mâchoires en forme de bec de canard garnies de lames cornées ; il présente du reste des particularités de structure qui le rapprochent jusqu'à un certain point des oiseaux.

Si nous remontons dans la série animale, nous retrouvons ensuite l'ordre des marsupiaux, dont le système dentaire est très variable puisque l'on rencontre chez les animaux de cet ordre : des carnassiers, des insectivores et des herbivores.

L'ordre suivant des cétacés présente aussi une grande diversité au point de vue du système dentaire : certains représentants, comme la baleine, n'ont pas de dents, elle porte sur la mâchoire supérieure de longues lames cornées appelées fanons qui, par leurs réunions forment une sorte de crible destiné à ne laisser pénétrer dans la cavité buccale que les petits poissons et les autres petits animaux dont ces énormes mammifères se nourrissent.

D'autres membres de cet ordre n'ont de dents qu'à la mâchoire supérieure ou inférieure, d'autres enfin, aux deux mâchoires : la plupart sont ichtyophages c'est-à-dire : ne mangent que des poissons, mais quelques représentants de cet ordre, sont herbivores ce sont les sirènes, dont font partie les deux espèces nommées : dugongs et lamantins.

Les ruminants qui viennent ensuite sont généralement dépourvus d'incisives à la mâchoire supérieure ; plusieurs manquent aussi de canines ; les molaires sont à couronnes planes, offrant des sinuosités en forme de croissants. Leur mâchoire inférieure indépendamment des mouvements d'abaissement et d'élévation communs à tous les autres mammifères, exécute encore des mouvements latéraux qui ont pour but de faciliter la trituration des graines et autres substances végétales dont se nourrissent ces animaux qui sont tous essentiellement herbivores.

Les pachydermes qui forment le neuvième ordre comprennent deux groupes : les proboscidiens et les pachydermes . Tous ces animaux sont herbivores, leurs molaires sont à couronnes plates, quelques-uns manquent de canines et d'incisives à la mâchoire inférieure.

Le huitième ordre comprend les édentés qui manquent souvent d'incisives et de canines et quelquefois même de toutes les dents. Cependant, la plupart sont pourvus de molaires ; ils se nourrissent d'insectes et de végétaux.

Viennent ensuite les rongeurs qui sont très nettement différenciés par leur système dentaire. Ils sont pourvus de fortes et longues dents incisives, mais leurs canines font complètement défaut. Leurs incisives ont cette particularité que n'ayant pas d'émail à leur face interne, elles s'usent plus vite de ce côté et deviennent fort tranchantes de leur face antérieure si bien qu'elles sont taillées en biseau; enfin, elles s'accroissent à mesure que leur bord libre s'use. Leurs molaires fortement éloignées des incisives sont à couronnes plates traversées par des lignes saillantes portant des tubercules arrondis qui sont l'indice que ces animaux se nourrissent de substances végétales souvent très dures comme le bois et certains fruits ligneux.

Le sixième ordre des mammifères est représenté par les insectivores qui se nourrissent uniquement, comme leur nom l'indique, d'insectes. Ils ont les mâchoires armées de trois sortes de dents: des incisives, des canines et des molaires ces dernières hérissées de tubercules coniques avec lesquels ils écrasent facilement leur proie.

Le cinquième ordre comprend les pinnipèdes, animaux marins, dont les membres sont transformés en nageoires. Ce sont des animaux carnivores. Ils ont les mâchoires pourvues de dents comme les animaux de cette classe : seuls les morses ont la mâchoire inférieure dépourvues d'incisives et de canines.

Le quatrième ordre est celui des carnivores qui se nourrissent comme leur nom l'indique de la chair des autres animaux. Ils ont un système dentaire complet approprié à leur genre de nourriture. Les canines sont longues, fortes et pointues; les incisives, au nombre de six à chaque mâchoire, sont petites; les molaires sont hérissées de tubercules aigus ou portent des lames tranchantes destinées à couper la chair de leurs proies.

La mâchoire inférieure n'est mobile que dans le plan vertical, la fonction dentaire étant de couper et non de broyer les aliments comme chez les herbivores.

Le troisième ordre des Mammifères est représenté par les Chéiroptères : les uns, sont insectivores comme les chauves-souris, les autres, comme les roussettes sont frugivores, leurs dents sont adaptées à leurs fonctions, elles sont très pointues chez les premiers.

Viennent ensuite les quadrumanes dont font partie les singes et les lémuriens. Les singes ont des dents à peu près semblables à celles de l'homme mais, ils ont dix molaires à chaque mâchoire et les canines sont plus fortes et plus aiguës.

Enfin vient le premier ordre des mammifères qui ne renferme qu'un seul genre et une seule espèce : l'homme, dont le système dentaire possède toutes les qualités des appareils dentaires des douze ordres de mammifères parce qu'il est polyphage, c'est-à-dire se nourrit d'aliments variés du règne animal et du règne végétal. La forme de ses dents indique néanmoins qu'il est plutôt destiné à se nourrir de substances végétales, de fruits, de racines et de graines, aussi n'est-ce qu'après l'avoir ramolli par la cuisson qu'il mange la chair des animaux.

De ce court exposé, il ressort nettement que les êtres vivants ont un système dentaire qui est fonction du genre d'aliment dout ils se nourrissent habituellement ; qu'ils ne peuvent subsister si, expérimentalement, on cherche à changer leur nourriture, leurs dents n'étant pas adaptées au travail que nécessite le genre d'alimentation auquel on veut les soumettre, et, leurs fonctions digestives elles-mêmes n'étant pas susceptibles de telles variations.

La suppression expérimentale des dents chez les êtres vivants équivaudrait à la mort qui survient en un temps assez court parce que les fonctions digestives ne pourraient pas s'opérer sur des aliments non préparés par la mastication à l'action des sucs digestifs.

Les dents sont donc des organes indispensables à la santé générale.

Les maladies qui les atteignent et portent un trouble à leur fonctionnement, telles que la carie et ses complications, l'arthrite, les anomalies de position, les infections ont un retentissement sur la santé générale qui peut être cause de troubles graves allant même jusqu'à la mort.

Il est donc indispensable d'avoir de bonnes dents et une cavité buccale saine : 1° au point de vue de la mastication et de la digestion, car les aliments ont besoin d'être finement divisés et mélangés dans la salive avant d'être portés, par la déglutition, dans l'estomac qui peut, sous cette forme, effectuer le travail de digestion que le suc gastrique serait incapable de mener à bien sur des aliments n'ayant pas été soumis à l'action de divisions qu'accomplissent les dents ; 2° Au point de vue de l'asepsie de la bouche ; car la carie et toutes les inflammations buccales sont des causes de pullulation des micro-organismes, déjà si nombreux à l'état de santé dans la cavité buccale ; par son humidité, sa température, son alcalinité elle est un lieu d'élection pour les microbes ; certains, qui s'y trouvent communément, constituant ce qu'on a appelé la flore buccale normale, sont en général inoffensifs, mais les autres sont susceptibles, pour la plupart, de devenir nuisibles; pathogènes, c'est-à-dire capables d'engendrer des maladies quand les conditions du milieu changent.

La bouche étant à l'origine des voies digestives et respiratoires, les inflammations dont elle est atteinte peuvent facilement gagner les différents organes que le bol alimentaire chargé de microbes parcourt, et être l'occasion d'amygdalites, d'angines, de gastrites, d'inflammation des voies respiratoires et, secondairement, d'adénites et d'abcès quelquefois très graves.

Enfin, il est d'autres considérations qui font de la santé des dents et de la bouche une nécessité primordiale : l'esthétique d'abord. Quoi de plus repoussant que des dents atteintes de carie, avec des contours déchiquetés et noirâtres ; des débris de racines saillant entre des dents saines, sans parler de l'odeur désagréable, repoussante quelquefois, que les caries multiples communiquent à l'haleine.

Le sourire, au lieu d'être un élément de grâce devient alors une cause de laideur.

La phonation enfin en est toute troublée, les lettres dites dentales sont mal prononcées, la parole devient sifflante et la salive est fréquemment projetée en postillons vers l'interlocuteur, accident qui ne serait que malpropre et suffirait à lui seul, à déterminer les gens porteurs de lésions dentaires à se faire soigner, s'il n'était pas très nuisible parce que dans ces conditions, la salive est chargée d'innombrables micro-organismes pathogènes qui se répandent dans l'air.

Les conclusions qu'il convient de tirer de cet exposé s'imposent : il faut avoir une bouche saine, il faut systématiquement se faire visiter la bouche une ou deux fois par an. On évite de la sorte des délabrements qui peuvent quelquefois nécessiter des extractions multiples, et obliger à porter des pièces prothétiques dont l'usage n'est pas sans inconvénients. L'on s'épargne ainsi des douleurs inutiles, car, à part des cas exceptionnels où la carie est très rapide, la préparation des cavités simples est peu douloureuse ; l'on prolonge l'existence des dents que leur situation dans un milieu où elles sont exposées à des causes multiples de détérioration, rend précaire quand on les néglige.

Dents et maux de dents

CHAPITRE PREMIER

DÉVELOPPEMENT DE LA BOUCHE ET DES DENTS

EMBRYOLOGIE DE LA BOUCHE

Chez les vertébrés au *stade embryonnaire*, l'ébauche de la tête constitue, au début, une tubérosité arrondie volumineuse par rapport aux autres parties de l'embryon. Le feuillet externe, ectoderme, présente une petite dépression dont le fond correspond à l'extrémité encore fermée de l'intestin céphalique : à ce niveau, le feuillet moyen de l'embryon, mésoderme, fait défaut et, l'ectoderme et l'endoderme, ou feuillet interne, forment une mince membrane à laquelle Remack a donné le nom de *membrane pharyngienne*, qui sépare la fossette buccale de l'intestin céphalique primitif. Bientôt cette membrane se perce en son centre d'un petit orifice et le reste de la membrane pharyngienne prend le nom de voile pharyngien primitif; il ne tarde pas, lui-même, à s'atrophier.

Dès ce moment, l'intestin céphalique communique largement avec l'extérieur par l'orifice buccal primitif. Cet orifice de forme sensiblement pentagonale est délimité par cinq bourgeons : le prolongement frontal impair, médian et supérieur aux dépens duquel se développera la masse encéphalique ; les deux bourgeons maxillaires inférieurs, en bas, de part et d'autre de la ligne médiane, et deux bourgeons maxillaires supérieurs intercalés entre le bourgeon frontal et les bourgeons maxillaires inférieurs. Entre les bourgeons maxillaires supérieurs et le bourgeon frontal se trouvent, de part et d'autre de ce dernier, deux gouttières, les gouttières lacrymo-nasales dirigées obliquement en haut et en dehors, vers le point où l'œil se développera ultérieurement.

Entre les bourgeons maxillaires supérieurs qui délimitent latéralement l'orifice buccal et les bourgeons maxillaires inférieurs qui le délimitent en bas se trouvent deux sillons qui sont l'ébauche de la fente buccale et dont les angles correspondent à la future commissure labiale.

Les quatre bourgeons maxillaires qui sont formés au dépens du tissu conjonctif embryonnaire renferment de gros vaisseaux sanguins et vont, par leur prolifération active, se porter progressivement en avant de l'orifice buccal primitif pour se souder sur la ligne médiane transformant la fossette buccale du premier stade en une cavité dont l'orifice externe deviendra la bouche, tandis que la partie profonde correspondant au voile pharyngien primitif sera l'isthme du gosier.

Des cinq bourgeons primitifs deux se sont réunis sur la ligne médiane, ce sont les bourgeons maxillaires inférieurs; ils décrivent un arc d'où naîtra l'arc mandibulaire inférieur. Les deux

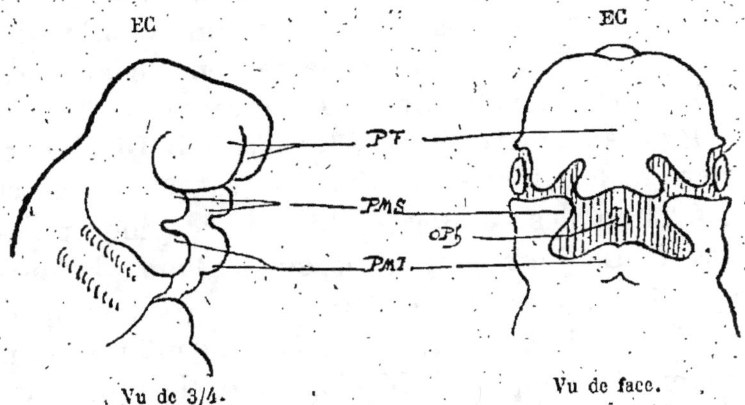

Extrémité céphalique d'un embryon humain de trois semaines. — EC éminence apicale. — PF prolongement frontal. — PMS prolongement maxillaire supérieur. — PMI prolongement maxillaire inférieur. — OPh orifice pharyngien.

bourgeons maxillaires supérieurs ne sont pas arrivés à se souder l'un à l'autre parce que du bourgeon frontal sont descendus les deux bourgeons nasaux internes et les deux bourgeons nasaux externes qui se sont interposés entre eux et qui donneront naissance, dans leur partie superficielle, au nez, par leur partie profonde aux os intermaxillaires.

Les bourgeons maxillaires supérieurs se soudent aux bourgeons nasaux externes délimitant ainsi l'arc mandibulaire supérieur. Chaque bourgeon nasal externe est séparé du prolongement maxillaire supérieur correspondant par une gouttière, ébauche du canal lacrymo-nasal. Dans un stade plus avancé, parallèlement à l'arc que décrivent les bourgeons maxillaires supérieurs et inférieurs, se fait un plissement qui se creuse de plus en plus pour donner naissance au sillon vestibulaire limité en dehors par la lèvre, en dedans par l'ébauche des mâchoires (O. Hertwig).

Pour Pouchet, Chabry, Rœse, Bild, Dieulafé et Herpin, le sillon vestibulaire se forme par désagrégation des cellules épithéliales du mur plongeant. Le mur plongeant que certains auteurs appellent bourrelet maxillaire ou gingival, rempart épithélial, lame épithéliale, lame dentaire, mur adamantogénique, se développe sur le rebord du maxillaire. Il est constitué, à la périphérie, par des cellules épithéliales arrondies ou cubiques à protoplasma coloré, au centre, par des cellules polyédriques. La lame dentaire qui se détache du mur plongeant est généralement plus marquée sur le maxillaire inférieur; sur un embryon de de trois centimètres, elle présente déjà une série de renflements faisant saillie sur son bord libre, qui sont en rapport avec l'ébauche du maxillaire; ces divers éléments qui, en se développant, se pédiculisent, donnent naissance aux organes de l'émail.

Bientôt la portion qui deviendra le maxillaire

définitif est envahie par un processus de chondrification qui donne naissance, dans le bourgeon maxillaire inférieur, au cartilage de Meckel, qui s'atrophiera plus tard et disparaîtra pour faire place à l'os maxillaire inférieur et, dans le bourgeon maxillaire supérieur, au maxillaire supérieur cartilagineux.

EMBRYOLOGIE DES DENTS

Chez l'homme, les dents commencent à se développer au début du deuxième mois de la vie fœtale (Roëse). L'épithélium de la muqueuse buccale, tapissant les arcs maxillaires, pénètre dans le tissu conjonctif embryonnaire sous-jacent, pour donner naissance à la lame dentaire dont nous avons parlé plus haut, tandis qu'à la surface, la lame épithéliale (Legros et Magitot) se déprime et donne lieu à la formation d'une invagination qui porte le nom de sillon dentaire. Au début, la crête dentaire présente partout la même épaisseur et sa surface est lisse ; plus tard, en certains points de la face externe, les cellules épithéliales se mettent à proliférer, ces épaississements situés à égale distance les uns des autres sont en nombre égal à celui des dents temporaires futures. Chez l'homme, qui a vingt dents de lait, il y a dix épaississements au niveau du maxillaire supérieur et dix au niveau du maxillaire inférieur.

En arrière des bourgeons de la première dentition, à la fin du troisième mois, la lame dentaire se prolonge et forme un renflement qui prend tous les caractères d'un germe dentaire, c'est l'ébauche de la première grosse molaire qui acquerra, au cours de la vie fœtale, un assez grand développement. La deuxième grosse molaire provient du pédicule de l'émail de la première, et la troisième du pédicule de la seconde (Legros, Magitot).

Les épaississements se renflent et prennent alors la forme de massues. Ils proéminent à la face externe de la crète à laquelle ils sont réunis par un rétrécissement : le col de la massue. Ce processus de prolifération des cellules épithéliales qui se manifeste vers la quatorzième semaine de la vie fœtale donne naissance à l'émail de la dent.

Vers la dixième semaine de la vie fœtale, d'après Roëse, le tissu conjonctif du derme en rapport avec la base de chacun des organes de l'émail subit des transformations ; il se multiplie rapidement et devient la papille dentaire dont la forme correspond à celle de la dent future, pénétrant à l'intérieur de l'organe de l'émail qui lui forme une sorte de coiffe.

Puis l'organe de l'émail et la papille se différencient pour donner naissance à l'émail et à la dentine. A ce stade, la couche cellulaire en contact avec la papille dentaire se compose d'éléments cylindriques qui se développent en hauteur (Kœlliker). C'est l'*organe de l'émail* ou *membrane adamantine* (de Raschkow). L'épithélium externe de l'émail présente des éléments qui s'aplatissent, deviennent irréguliers, formant des cordons qui pénètrent dans l'épithélium ambiant ; cet épithélium externe, découvert par Nasmyth, est destiné à disparaître.

Les éléments rangés contre l'épithélium interne restent unis à cet épithélium formant le *stratum intermedium*. Les cellules polyédriques centrales prennent un aspect étoilé, leur contenu devient plus clair, les espaces intercellulaires deviennent plus grands, l'ensemble prend l'aspect de tissu muqueux réticulé, c'est la pulpe de l'émail qui disparaît bientôt par envahissement du tissu vasculaire ambiant (von Brunn, Kœlliker, Mahu). L'épithélium interne joue seul un rôle dans la formation de l'émail, ses éléments sont les adamantoblastes ; sur chacune des faces axiales des adamantoblastes se dépose une cuticule dont l'ensemble forme le « basement membrane » de William's. Il y en a une interne et une externe. Les adamantoblastes s'éloignent de plus en plus de la dentine grâce à l'interposition d'une substance peu colorée, légèrement granuleuse qui semble continuer dans le sens axial chaque adamantoblaste ; ils restent disposés en colonnes séparées les unes des autres formant les prismes de l'émail. Leur accroissement semble s'effectuer par apposition de couches successives, la couche la plus récente étant au contact des adamantoblastes.

La papille dentaire que coiffe l'organe del'émail en proliférant, prend une forme rappelant celle de la dent future : la masse du bulbe dentaire se rattache au tissu environnant par une base rétrécie ou collet. Elle est séparée de l'organe adamantin par une couche plus claire, la membrane préformative de Raschkow.

De bonne heure, la couche périphérique du tissu conjonctif qui constitue le bulbe dentaire se différencie, figurant un espèce d'épithélium : c'est la *membrane de l'ivoire* dont chaque cellule est un *odontoblaste* ou cellule mère de l'ivoire. Le tissu conjonctif sous-jacent dans lequel pénètrent les vaisseaux avoisinants, prend un aspect étoilé, cette masse centrale forme la pulpe dentaire.

Les odontoblastes, dans la partie qui est en contact avec la pulpe présentent un noyau et, à leur partie périphérique, émettent des prolongements qui constituent les fibres de Tomes et qui sont entourés par une substance transparente et amorphe qui, par calcification, deviendra l'ivoire ou dentine. Pour Ebner et Mummery, le tissu conjonctif pulpaire pousserait au travers de l'ivoire des fibrilles tout le long desquelles les odontoblastes sécréteraient la dentine.

La couche de dentine se prolonge sur les côtés du bulbe au-dessous de la zone non recouverte d'émail dans la région qui deviendra la racine; à ce niveau la dentine sera ultérieurement recouverte par le cément. Quand la dentine est définitivement constituée, elle présente à sa surface une couche granuleuse qui la différencie nettement de l'émail et du cément.

La calcification qui se fait par strates correspondant à des dépôts successifs de sels calcaires appelés lignes de contours de Owen, est le produit de la sécrétion des odontoblastes qui reçoivent, du sang, les matériaux nécessaires à cette élaboration.

La face profonde de la couche des odontoblastes est en rapport avec une cavité remplie par une masse de tissu conjonctif ayant un aspect réticulé à mailles larges; dans ce tissu, certains éléments se transforment pour donner naissance aux vaisseaux sanguins parallèles à l'axe de la dent et qui vont se distribuer à la couche odontoblastique. Des prolongements nerveux venus des troncs sous-jacents pénètrent dans ces tissus dont l'ensemble constitue la pulpe dentaire.

Le bulbe dentaire est primitivement complètement recouvert par l'organe de l'émail, mais, l'apport successif des strates qui déterminent les lignes de contours de Owen provoque un allongement du bulbe, en hauteur, qui, se pédiculisant, donne naissance à la racine de la dent. De la base du bulbe, sur toute sa périphérie, partent des travées de tissu conjonctif qui font corps avec la couche périphérique des odontoblastes sur la partie de la dent qui constitue la racine, tandis qu'elles s'élèvent sans adhérer à la couche périphérique de l'émail formant à ce niveau les parois d'un sac qui ne tarde pas à se fermer sur la couronne de la dent future quand le cordon épithélial qui rejoint le mur plongeant à l'organe adamantin se rompt. Sur la racine, le revêtement conjonctif restera toujours ouvert au niveau du collet du bulbe, qui deviendra plus tard l'apex. Cette enveloppe de tissu conjonctif qui, dans la partie coronaire de la dent future constitue le sac folliculaire se différencie dans la partie radiculaire pour donner naissance au cément, qui est, en quelque sorte, un périoste, puisque ses cellules profondes ont un rôle identique aux ostéoblastes et déposent, au contact de l'ivoire, une couche de tissu osseux, spécial, appelé cément. L'ensemble de ce tissu conjonctif reçoit ses vaisseaux nourriciers des mêmes troncs que ceux qui pénètrent dans la pulpe.

Le sac folliculaire disparaît au moment de l'éruption de la dent, et la partie correspondant à la racine établit des relations entre la dent et l'alvéole, constituant, une fois l'évolution de la dent terminée, le ligament alvéolo-dentaire.

EMBRYOLOGIE DES MAXILLAIRES

Pendant que la dent évolue, les maxillaires subissent, eux aussi, des transformations importantes. Au stade membraneux fait suite le stade cartilagineux dans laquelle la forme générale de l'os définitif est déjà facilement reconnaissable; puis le cartilage est envahi par le tissu osseux qui fixe et précise la forme de l'os.

Dans les deux prolongements maxillaires inférieurs se sont développés deux cartilages : les *cartilages de Meckel*, dont chaque extrémité postéro-supérieure fournit l'ébauche du marteau, osselet de l'oreille moyenne, tandis qu'ils se dirigent l'un vers l'autre, sur la ligne médiane où leurs extrémités périphériques n'arrivent pas tout à fait au contact l'une de l'autre. A un stade plus avancé, dans l'étendue du maxillaire cartilagineux, il s'est formé un os primaire et des os de revêtement. L'os primaire, qui prend le nom d'os articulaire, se forme au-dessus de la partie articulaire du cartilage, qui s'est différencié pour donner naissance au marteau. Dans le tissu conjonctif qui enveloppe le reste du cartilage, se développent deux os : l'angulaire, tout petit noyau osseux, au voisinage de l'articulation et le dentaire, qui va jusqu'à la symphyse mentonnière, atteint un volume considérable et supporte tout l'appareil dentaire.

Le cartilage de Meckel, qui n'a servi que de tuteur à ces formations osseuses, commence à s'atrophier chez l'homme à partir du sixième mois de la vie intra-utérine.

Les deux maxillaires réunis primitivement par du tissu conjonctif au niveau de la symphyse mentonnière, se soudent définitivement par ossification du tissu conjonctif de la symphyse au cours de la première année.

Dans le tissu conjonctif des bourgeons maxillaires inférieurs et supérieurs membraneux se développent les os de revêtement du squelette viscéral, maxillaires supérieurs palatins, ptérygoïdes os malaires et maxillaires inférieurs.

Chaque maxillaire supérieur est formé de deux os ; l'un, le maxillaire supérieur proprement dit, se développe dans le prolongement maxillaire, en dehors du bourgeon nasal, l'autre apparaît, d'après Kœlliker, dans la partie du bourgeon frontal situé entre les orifices nasaux externes, c'est l'intermaxillaire qui portera les dents incisives, il comprend quatre noyaux osseux, deux noyaux intermaxillaires internes, deux externes, qui se soudent de bonne heure entre eux et à la portion périphérique du maxillaire proprement dit.

Par leur face interne les os maxillaires supérieurs émettent deux lames palatines qui viennent se réunir sur la ligne médiane pour donner avec les apophyses correspondantes des os palatins, la voûte palatine qui cloisonne la cavité bucconasale primitive et la transforment en une cavité nasale supérieure et la cavité buccale proprement dite.

Les maxillaires osseux primitifs ont la forme d'une gouttière semi-circulaire en rapport avec les germes dentaires. Au fur et à mesure que les follicules se développent, ils sont peu à peu séparés les uns des autres par des cloisons osseuses dont la direction générale est perpendiculaire à l'axe de la mâchoire. Les alvéoles des dents temporaires sont ouverts à leur partie périphérique où ils sont fermés par la muqueuse buccale. Les alvéoles des dents permanentes ne sont d'abord que des diverticules des alvéoles des dents temporaires, mais bientôt une cloison qui progresse de bas en haut, vient fermer la communication existant entre les deux alvéoles; la coque osseuse qui emprisonne le follicule de la dent permanente, présente un prolongement, *iter dentis*, à sa partie la plus haute qui s'ouvre sur le bord alvéolaire, il est parcouru par un cordon fibreux, le *gubernaculum dentis*, renfermant d'après Malassez de nombreuses traînées épithéliales, restes du bourgeon épithélial primitif.

ÉVOLUTION DES DENTS

Legros, Magitot et Roëse ont fait de multiples recherches au sujet de la date de l'apparition des différents germes dentaires. La première, ébauche de la lame dentaire, apparaît sur l'embryon humain du 34ᵉ au 40ᵉ jour. A la neuvième semaine apparaît l'organe de l'émail, à la dixième, la papille, à la fin de la onzième semaine, les dix papilles sont constituées sur chaque mâchoire.

L'organe de l'émail des dents antérieures est

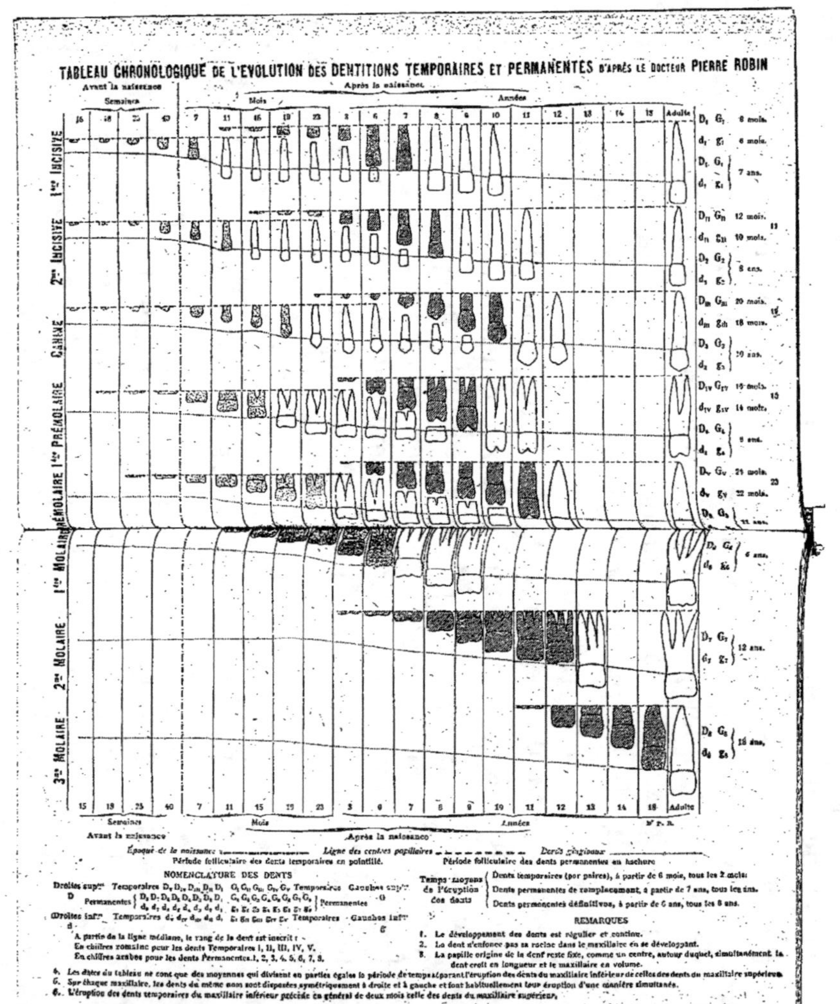

TABLEAU CHRONOLOGIQUE DE L'ÉVOLUTION DES DENTITIONS TEMPORAIRES ET PERMANENTES D'APRÈS LE DOCTEUR PIERRE ROBIN
Avant la naissance
Après la naissance
Semaines
Mois
Années
16 18 25 40   7 11 15 19 23   5   6   7   8   9 10 11 12 13 14 15 Adulte
1re INCISIVE
2me INCISIVE
CANINE
1re PRÉMOLAIRE
2me PRÉMOLAIRE
1re MOLAIRE
2me MOLAIRE
3me MOLAIRE
D₁ G₁   8 mois.
d₁ g₁   6 mois.
D₁ G₁
d₁ g₁   7 ans.
D₁₁ G₁₁ 12 mois.
d₁₁ g₁₁ 10 mois.
D₂ G₂
d₂ g₂   8 ans.
D₁₁₁ G₁₁₁ 20 mois.
d₁₁₁ g₁₁₁ 18 mois.
D₃ G₃
d₃ g₃   10 ans.
D₁ᵥ G₁ᵥ 15 mois.
d₁ᵥ g₁ᵥ 14 mois.
D₄ G₄
d₄ g₄   9 ans.
Dᵥ Gᵥ   21 mois.
dᵥ gᵥ   22 mois.
D₆ G₆
d₆ g₆   11 ans.
D₆ G₆
d₆ g₆   6 ans.
D₇ G₇
d₇ g₇   12 ans.
D₈ G₈
d₈ g₈   18 ans.
15 19 25 40   7 11 15 19 23   5   6   7   8   9 10 11 12 13 14 18 Adulte
Semaines
Mois
Années
N. P. R.
Avant la naissance
Après la naissance
Époque de la naissance ———   Ligne des centres papillaires — —   Dents gingivaux ————
Période folliculaire des dents temporaires en pointillé.   Période folliculaire des dents permanentes en hachure
NOMENCLATURE DES DENTS
Droites supr Temporaires D₁ D₁₁ D₁₁₁ D₁ᵥ Dᵥ   G₁ G₁₁ G₁₁₁ G₁ᵥ Gᵥ Temporaires Gauches supr
D Permanentes { D₁ D₂ D₃ D₄ D₅ D₆ D₇ D₈   G₈ G₇ G₆ G₅ G₄ G₃ G₂ G₁ } Permanentes G
              { d₁ d₂ d₃ d₄ d₅ d₆ d₇ d₈   g₈ g₇ g₆ g₅ g₄ g₃ g₂ g₁ }
Droites infr Temporaires dᵥ d₁ᵥ d₁₁₁ d₁₁ d₁   g₁ g₁₁ g₁₁₁ g₁ᵥ gᵥ Temporaires Gauches infr
A partir de la ligne médiane, le rang de la dent est inscrit :
En chiffres romains pour les dents Temporaires I, II, III, IV, V.
En chiffres arabes pour les dents Permanentes 1, 2, 3, 4, 5, 6, 7, 8.
Temps moyens de l'éruption des dents {
  Dents temporaires (par paires), à partir de 6 mois, tous les 2 mois;
  Dents permanentes de remplacement, à partir de 7 ans, tous les ans.
  Dents permanentes définitives, à partir de 6 ans, tous les 3 ans.
}
REMARQUES
1. Le développement des dents est régulier et continu.
2. La dent n'enfonce pas sa racine dans le maxillaire en se développant.
3. La papille origine de la dent reste fixe, comme un centre, autour duquel, simultanément la dent croît en longueur et le maxillaire en volume.
4. Les dates du tableau ne sont que des moyennes qui divisent en parties égales la période de temps séparant l'éruption des dents du maxillaire inférieur de celles des dents du maxillaire supérieur.
5. Sur chaque maxillaire, les dents du même nom sont disposées symétriquement à droite et à gauche et font habituellement leur éruption d'une manière simultanée.
6. L'éruption des dents temporaires du maxillaire inférieur précède en général de deux mois celle des dents du maxillaire supérieur.

séparé de l'épithélium gingival à la dix-septième semaine.

A la vingtième semaine, sur les incisives les cuspides de l'émail sont apparents, tandis que sur les canines et les molaires temporaires on ne constate leur apparition qu'à la vingt-quatrième semaine.

L'accroissement des racines des dents de lait commence vers le quatrième mois après la naissance par les incisives et se termine vers la troisième année. L'ébauche des dents permanentes apparaît pour la première grosse molaire, dite dent de six ans, dès la dix-septième semaine de la vie intra-utérine, dès la vingt-quatrième pour les incisives et les canines, dès la vingt-neuvième pour les petites molaires, sur l'enfant de six mois pour la deuxième molaire, et à l'âge de cinq ans, pour la troisième, ou dent de sagesse.

La calcification des dents n'étant complète que lorsque la dent a terminé son évolution, la formation des diverses parties d'une dent donne l'indication de son degré de calcification.

L'évolution des dents commence dès le deuxième mois de la vie intra-utérine pour se terminer vers l'âge de vingt à vingt-cinq ans. Elle comporte : l'éruption des dents temporaires et la chute de ces mêmes dents provoquée par l'éruption des dents permanentes.

D'après Robin et Magitot, les follicules dentaires des dents temporaires apparaissent tous en même temps. Leur éruption ne se fait pas simultanément comme le dit Trousseau; il s'agit d'un phénomène à marche intermittente; et l'éruption des dents se fait par groupes, espacée sur une période de deux années. Les premières à paraître, en général sont les incisives centrales inférieures; deux ou trois mois après, les incisives centrales supérieures et les latérales; puis, après un laps de temps qui varie de quatre à cinq mois, les incisives latérales inférieures et les molaires temporaires. Les canines apparaissent entre dix-huit mois et deux ans. A six ans, en général, percent les premières grosses molaires permanentes, et la chute des dents de lait qui se fait d'après leur ordre d'apparition, ne tarde pas à commencer; toutes les dents temporaires sont, en général, remplacées par les dents permanentes, à l'âge de dix ou onze ans.

Les follicules des dents temporaires sont rangés sur le maxillaire le long du bord alvéolaire sur la face vestibulaire. Les follicules des dents de remplacement sont situés au-dessous et en dedans, séparés chacun par les cloisons inter-alvéolaires.

Quand la dent temporaire évolue pour faire son apparition sur le bord alvéolaire, ses racines en s'allongeant coiffent quand il s'agit des molaires la prémolaire permanente sous-jacente, si bien que quand cette dernière entrera à son tour en période d'évolution, elle résorbera par pression les racines de la dent temporaire, en provoquera la chute et apparaîtra à sa place. S'il s'agit de dents uni-radiculaires, la dent permanente, en évoluant, use plus ou moins régulièrement la racine de la dent temporaire qui peut, au moment de sa chute, être encore presque intacte. Si par suite d'un décallage dans la situation de son germe, la dent permanente n'évolue pas sous la dent temporaire, elle ne provoquera ni la résorption, ni la chute de la dent qu'elle est destinée à remplacer et sortira en surnombre.

Les molaires permanentes qui n'ont pas d'homologues dans la dentition temporaire, font leur éruption sur le maxillaire à la suite des dents de lait, occupant, suivant l'époque de leur évolution, une place de plus en plus éloignée sur l'arc mandibulaire.

L'éruption des dents est en général considérée comme la conséquence de l'allongement dé la racine (Koëlliker, Robin, Magitot) qui se fait par l'apparition de couches successives de dentine. Les tubercules de la dent comprimant de plus en plus les parois du sac folliculaire et la muqueuse gingivale, déterminent par compression la résorption de ces tissus qui laissent émerger la dent.

D'après Beaume, ce seraient les parois de l'alvéole qui, en se constituant, chasseraient la dent au dehors.

Pierre Robin accorde un rôle actif à ces deux phénomènes dans l'éruption des dents ; en outre, il fait jouer un rôle à la mastication qui, par l'irritation qu'elle provoque, amène l'usure progressive du derme qui sépare l'épithélium gingival du sac folliculaire. Ces deux assises de tissu se fusionnent, puis, la couche épithéliale disparaît, laissant apparaître la couronne coiffée du sac folliculaire qui se déchire enfin, se rétracte et contribue à la formation du ligament externe alvéolo-dentaire qui s'insère au collet de la dent.

De cinq à douze ans, les dents de lait font place aux dents permanentes. Le phénomène le plus apparent de ce travail est la résorption des racines des dents de lait qui, pour certains auteurs, est la conséquence de la compression de leurs racines par la couronne des dents de remplacement, pour d'autres (Malassez, Galippe) est due à un processus d'ostéite raréfiant qui porte sur les racines et sur les parois alvéolaires, et qui joint ses effets à ceux de la compression.

Pour Sauvez, le ligament alvéolo-dentaire physiologiquement irrité provoquerait l'apparition de grandes cellules d'aspect myéloïde qui fonctionneraient comme des cellules ostéoclastes provoquant la destruction partielle de l'alvéole de la dent temporaire et de ses racines. Pendant que s'effectue ce travail sur les dents de lait, la paroi alvéolaire des dents permanentes qui sépare ces dernières des dents temporaires, se résorbe, le *gubernaculum dentis* qui met en relation le sac folliculaire avec la muqueuse gingivale prolifère, créant, en quelque sorte, un canal que va suivre la dent dans son évolution. L'allongement de la racine, la condensation des parois alvéolaires et leur épaississement par l'apposition de couches osseuses nouvelles, provoquent l'éruption de la dent.

ÉVOLUTION DES MACHOIRES

Les arcades dentaires comportent chez l'enfant un développement correspondant aux vingt germes des dents temporaires, et l'accroissement en longueur est proportionné au volume des germes dentaires des grosses molaires.

Primitivement, le bord-alvéolaire finit en arrière, au même niveau que la lame épithéliale à l'endroit où la branche montante s'unit au corps du maxillaire. C'est dans la branche montante que se développent successivement les germes des grosses molaires provoquant au fur et à mesure de leur évolution une poussée horizontale qui oblige l'os à s'accroître en longueur. Les grosses molaires de la mâchoire supérieure se développent dans la tubérosité du maxillaire provoquant un déplacement vers l'avant de tout le massif portant les vingt dents temporaires.

Pour Ch. Robin et Magitot, le développement des mâchoires comporte cinq périodes successives connexes de l'éruption des dents :

1° une phase embryonnaire : le maxillaire est subordonné rigoureusement à la première série folliculaire.

2° phase infantile : les dimensions de l'arcade alvéolaire fixes au niveau des dents temporaires s'accroissent en arrière, en vertu du développement du follicule des premières grosses molaires.

3° au cours de cette troisième phase, les maxillaires éprouvent un accroissement correspondant au volume des vingt dents permanentes qui succèdent aux vingt dents de lait.

Les 4e et 5e phases correspondent à l'éruption des deuxièmes et troisièmes grosses molaires.

Pour Hunter, Delabarre, Mies, Tomes, Siffre, les vingt dents de remplacement occupent sur le bord alvéolaire la place exactement dévolue aux vingt dents de lait. L'accroissement en longueur est progressif et se fait presque uniquement aux dépens de la portion alvéolaire du maxillaire, la longueur antéro-postérieure de la branche montante variant très peu. L'alvéole de la dent de sagesse inférieure est rarement tout entier sur le bord alvéolaire ; il empiète sur la branche montante. Au maxillaire supérieur, par contre, cet alvéole est compris entièrement sur le bord alvéolaire laissant un espace vide derrière lui.

CHAPITRE II

LA DENT ADULTE ET SES DIVERSES PARTIES

La dent, dès qu'elle a fini son évolution, est constituée de parties dures et de parties molles. La portion apparente de la dent faite d'ivoire recouvert par l'émail porte le nom de couronne. La portion incluse appelée racine se compose extérieurement d'une mince couche de cément qui revêt une forte assise d'ivoire en continuité avec celui de la couronne. Limitée par l'ivoire, à l'intérieur de la dent est une cavité qui s'ouvre au sommet de la racine par un orifice filiforme appelé apex. A l'intérieur de cette cavité se trouve la pulpe, organe mou constitué par un réseau conjonctif, des vaisseaux sanguins et des nerfs. Enfin, unissant la dent à l'alvéole, le ligament alvéolo-dentaire formé de trousseaux fibreux, complète les éléments constitutifs de la dent.

L'émail adulte est incolore lorsqu'il est détaché de la dent, sa couleur blanche, jaune, bleutée,

lui vient du degré de calcification de la dentine
sous-jacente. C'est un tissu dur, constitué de colon-
nettes hexagonales compa-
rables à des massifs de ba-
salte ; chaque prisme va en
augmentant de diamètre de
la profondeur vers la périphérie. Les espaces inter-
prismatiques sont comblés
par un ciment fait de sels
calcaires. Les prismes, par
leur extrémité profonde,
sont logés dans de petites
dépressions de l'ivoire, à la
périphérie ils sont recou-
verts d'une cuticule. Les
prismes ne sont pas abso-
lument rectilignes, ils sont
ondulés. Sur des coupes
verticales, on voit des couches sombres parcourant
l'émail parallèlement à la
dentine sous-jacente, ce sont
les stries de Retzins. Sur la
surface de l'émail on peut,
sous certaines incidences,

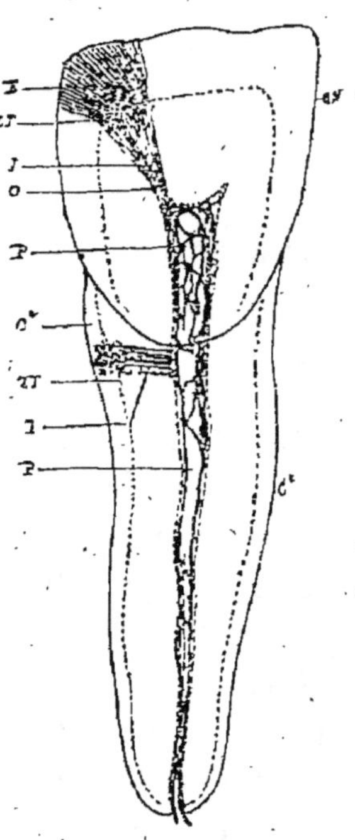

Coupe schématique d'une dent.

CN Cuticule de Nasmith.
E Email.
ZT Zone granuleuse de Tomes.
I Ivoire (canalicules de l'ivoire).
O Odontoblastes.
P Pulpe.
C' Cément.

observer d'autres stries : les stries de Schreger,
qui rident la surface de l'émail comme le feraient
de toutes petites vagues parallèles.

A l'union de l'émail et de la dentine, s'observent des zones claires. Pour Tomes, qui les a observées chez l'homme et les marsupiaux, ces taches qu'il a nommées fuseaux d'émail, sont constituées des tubes de l'ivoire et de fibres de Tomes qui s'infiltrent dans l'épaisseur de l'émail.

L'émail se compose, pour certains auteurs (Williams) en totalité de matière minérale; pour d'autres (Bibra), de 96,41 % de matières minérales et de 3,59 % de matières organiques qui, chez la femme, seraient un peu plus abondantes, 5,97 %.

Phosphate de chaux	89,82
Carbonate de chaux	4,37
Phosphate de magnésie	1,34
Autres sels	0,88
Cartilage	3,39
Graisse	0,20

Recouvrant l'émail, une mince couche de tissu transparent, amorphe, épaisse de 1 μ constitue le cuticule ou membrane de Nasmyth.

L'ivoire, ou dentine, est un tissu dur, d'aspect nacré, de couleur blanche, bleutée ou jaunâtre, composé d'une substance fondamentale parcourue par des canalicules, les tubes de l'ivoire qui partent de la périphérie de la cavité pulpaire et se dirigent, en se raréfiant, perpendiculairement à la surface de la dent. Les tubes de l'ivoire sont parcourus par les fibres de Tomes, minces filaments qui sont en continuité avec les odontoblastes qui constituent la couche périphérique de

la pulpe. Les fibres de Tomes sont entourées par
la gaine de Neumann qui, pour Koëlliker, Neumann, Tomes, Von Ebner, Fleischmann, serait
formée de tissu élastique en continuité avec la
cuticule de l'ivoire, tandis que Rœmer ne la distingue pas de la substance fondamentale de
l'ivoire, mais la considère comme la dernière
couche de dentine déposée.

A la périphérie de l'ivoire, la couche superficielle qui sépare l'ivoire de l'émail et du cément,

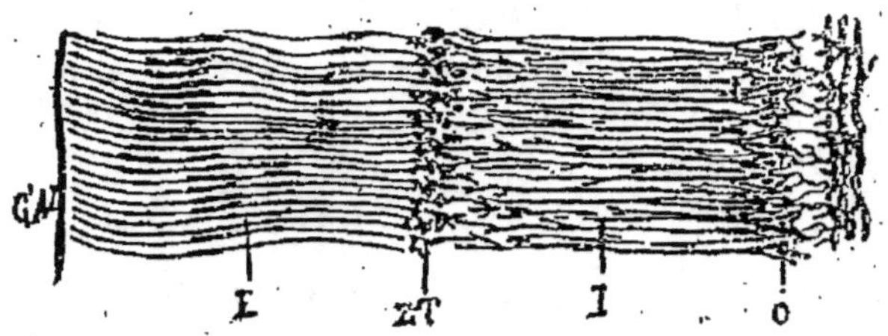

Coupe de la couronne (Schéma).

CN Cuticule de Nasmith.
 E Émail.
ZT Zone granuleuse de Tomes.
 I Ivoire (canalicules de l'ivoire).
 O Odontoblastes.

prend un aspect granuleux. Dans cette portion
de la dentine se trouvent des zones où la calcification est moins avancée et où les fibres de
Tomes sont dépourvues de la gaine de Neumann.

Von Ebner, Howard, Mummerey, Roëse, ont
décrit dans la dentine de fines fibres que Korff
considère comme des prolongements de la pulpe,
contrairement à Fleischmann qui réfute cette

opinion. Exceptionnellement on trouve dans l'ivoire des vaisseaux sanguins. Cet aspect particulier de la dentine lui a fait donner le nom de vaso-dentine.

La dentine est constituée par des matières organiques et des sels minéraux, elle est translucide, homogène, comparable à l'os; elle se compose, d'après Bibra, de :

Matières organiques	27,61 %
Graisse	0,40
Phosphate de chaux	66,72
Carbonate de chaux	3,36
Phosphate de magnésie	1,08
Autres sels	0,83

Le cément recouvre la dent sur toute la hauteur de la racine, et s'arrête au niveau du collet. Il est granuleux jaune, a l'apparence du tissu osseux. Pour Salter il est composé de couches lamellaires parallèles à la dentine, constituées par une substance fondamentale où sont incluses des cellules et des fibres. De véritables ostéoblastes, les cémentoblastes, cellules à prolongements irréguliers et multiples, sont déposés irrégulièrement dans ces lamelles; les prolongements s'anastomosent fréquemment avec ceux des ostéoblastes de la zone granuleuse de l'ivoire. Des fibres transversales unissent la substance fondamentale du cément au périoste alvéolo-dentaire, rappelant les fibres de Sharpey du tissu osseux.

Le cément ne présente pas de vaisseaux nourriciers comme la dentine, c'est par imbibition que se fait l'apport des éléments nutritifs.

D'après Bibra la composition du cément est la suivante :

Phosphate de chaux. . . . . . .   48,73 °/o
Carbonate de chaux.   7,22
Phosphate de magnésie   0,99
Sels solubles.   0,82
Matières organiques.   42,24

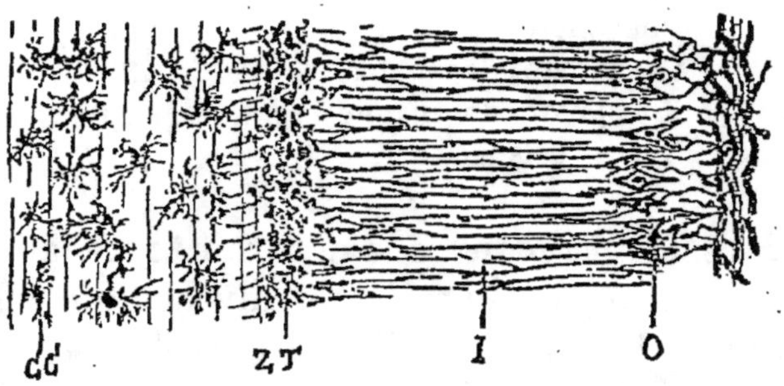

Coupe de la racine (Schéma).
CC Cellules de cément cémentoblastes.
ZT Zone granuleuse de Tomes.
I Ivoire (canalicules de l'ivoire).
O Odontoblastes.

La pulpe est constituée par des cellules et des fibres entre les mailles desquelles se trouve une substance d'aspect muqueux et transparent. Le stroma est parcouru par des vaisseaux et des nerfs.

Les cellules périphériques, *odontoblastes* de Waldeyer, régulièrement disposées, forment ce que l'on appelle la « membrana eboris » ; elles sont cylindriques et émettent à leur périphérie un filament, la fibre de Tomes qui parcourt en se ramifiant, toute l'épaisseur de l'ivoire. Les odontoblastes, dans leur portion centrale sont écartés les uns des autres; ces espaces occupés par des prolongements des cellules odontoblastiques sont pénétrés par des prolongements conjonctifs de la pulpe.

Par l'orifice situé au sommet de la racine, pénètrent dans la pulpe des artères et des nerfs qui vont s'épanouir en tous sens à la périphérie de la pulpe où, ils forment un réseau capillaire en contact avec la partie profonde de la couche des odontoblastes. Les veines qui naissent de ce réseau sont parallèles aux artères. Les artères naissent de branches des artères dentaires qui donnent en même temps que l'artère pulpaire, des artères alvéolaires. Les veines se réunissent aux veines alvéolaires pour former la veine dentaire (Wedl, Von Ebner, Bœdecker, Lepkowski).

Schweitzer a décrit également des vaisseaux lymphatiques.

Les nerfs forment à la périphérie de la pulpe un plexus, le *plexus de Rachkow*, ils perdent leur gaine de myéline et se prolongent dans l'ivoire formant pour certains les fibres de Tomes, pour d'autres, leur étant parallèles; ils se terminent à la surface des odontoblastes sous forme de fins renflements en contact avec les cellules sous-jacentes aux odontoblastes (Legros, Magitot).

Le ligament alvéolo-dentaire qui unit le cément à l'alvéole, est composé de tissu fibreux dirigé transversalement au niveau du collet et prenant une disposition de plus en plus oblique au fur et à mesure que l'on approche de l'apex de la racine. Cet organe est très vascularisé et ses veines nombreuses et gorgées de sang présentent des renflements qui emplissent les anfractuosités de la paroi alvéolaire. Dans l'épaisseur du ligament on observe des amas de cellules polyédriques, débris épithéliaux de l'organe de l'émail, ou débris paradentaires. Au niveau du collet, les fibres du ligament alvéolo-dentaire au lieu d'aller s'insérer sur l'alvéole, pénètrent dans le chorion de la muqueuse gingivale où elles se perdent.

CHAPITRE III

LES DENTS; LES DIVERSES ESPÈCES DE DENTS

A. — DENTS DÉFINITIVES

L'homme a vingt dents lors de sa première dentition : dix à la mâchoire supérieure, dix à l'inférieure, dites *dents de lait* ou *dents temporaires*. Chez l'adulte, les dents temporaires sont remplacées par trente-deux *dents permanentes*, seize à chaque mâchoire. Elles se divisent en quatre incisives, deux canines, quatre pré-molaires ou bicuspides, six molaires.

La formule dentaire de l'enfant est :

$$I\,\frac{2}{2}\,C\,\frac{1}{1}\,M\,\frac{2}{2} = 10 \times 2 = 20;$$

la formule dentaire de l'adulte est :

$$I\,\frac{2}{2}\,C\,\frac{1}{1}\,B\,\frac{2}{2}\,M\,\frac{3}{3} = 16 \times 2 = 32.$$

Toutes les dents dérivent d'un type conique;

les incisives sont des cônes dont le sommet formant l'extrémité libre est tronqué et aplati de façon à former un bord tranchant. Les canines ont un sommet légèrement aplati transversalement, les bicuspides sont constituées par deux cônes accolés par une de leurs faces. Les molaires supérieures sont formées de trois cônes, un

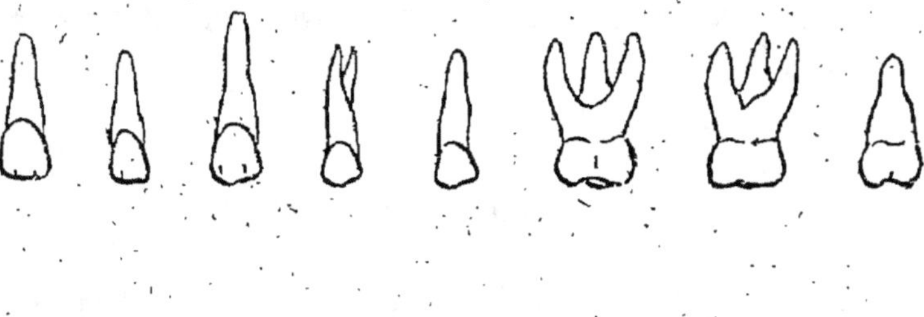

Dents permanentes supérieures et inférieures.
(Vues par la face vestibulaire).

interne, deux externes. Les molaires inférieures de quatre cônes. Il peut y avoir adjonction de tubercules coniques accessoires.

La dent est formée de deux parties : La couronne, partie visible, la racine, partie cachée, unies par une portion intermédiaire réduite à un sillon transversal, le collet.

La couronne de la dent est généralement, blanche, jaune ou grisâtre, d'aspect brillant. Elle présente quatre faces et un bord pour les incisives et les canines, et cinq faces pour les bicuspides et les molaires.

La face linguale ou buccale regarde l'intérieur de la bouche. La face vestibulaire est tournée à l'extérieur et est en contact avec les lèvres ou les joues. La face mésiale est celle qui est tournée vers le plan axial de la face. La face distale celle qui regarde en arrière. La face distale d'une dent est en contact avec la face mésiale de la suivante. Ces faces sont dites interproximales. Les faces interproximales de deux dents sont en contact par un point seulement. Les molaires bicuspides ou multicuspidées ont, en plus, une face triturante formée de deux ou plusieurs tubercules séparés par des sillons plus ou moins profonds. Le bord libre des incisives est tranchant avec un angle mésial aigu et un angle distal arrondi. Les canines ont un bord taillé en pointe formé d'une partie mésiale courte et d'une partie distale plus longue.

Ses racines sont logées dans les alvéoles de couleur jaunâtre, elles sont uniques pour les incisives et les canines, multiples pour les autres dents. Elles sont de forme générale conique à base tournée vers la couronne, leur sommet présente un orifice : l'apex ; l'union de la racine et de la couronne s'appelle le collet.

INCISIVES

Les incisives tirent leur nom du mot latin *incedere*, couper ; elles servent à couper les aliments, sont au nombre de huit, quatre à la mâchoire inférieure, quatre à la mâchoire supérieure. Leur couronne est plate d'avant en arrière, la face postérieure linguale est concave dans le sens vertical, la face antérieure est convexe suivant les deux axes. Leur bord tranchant est primitivement divisé en trois lobes qui disparaissent rapidement par usure, leur racine est unique.

Incisives centrales supérieures.

Les incisives centrales supérieures sont plus larges que les latérales ; la face labiale est limitée par une ligne courbe au niveau du collet, le bord tranchant est presque horizontal avec un angle mésial plus aigu que l'angle distal. Le bord mésial et le bord distal convergent à peu près symétriquement vers le collet. La face labiale ou vestibulaire présente deux sillons limitant trois lobes plus ou moins marqués qui s'effacent généralement de bonne heure, corespondant à trois petits cuspides situés sur le bord libre dont l'existence est de très courte durée. La face linguale concave est limitée par deux crêtes latérales ou marginales et une crête gingivale qui limitent entre elles une fossette. La crête gingivale prend souvent un grand développement on l'appelle la cingule. La face mésiale sensiblement plane à la forme d'un V à sommet tourné vers le bord libre, elle se termine entre les branches du V au niveau du collet par un bord courbe, dont la concavité est tournée

3

vers la racine. La face distale légèrement convexe a la même forme générale. La racine de forme conique est légèrement aplatie dans le sens mésiodistal. La chambre pulpaire et le canal radiculaire sont dans le prolongement l'un de l'autre sans ligne de démarcation. Ils affectent la forme générale de la dent; la section au niveau du collet est sensiblement ronde.

Incisives latérales supérieures.

Les incisives latérales ont la forme générale des incisives centrales mais leur couronne est plus courte et plus étroite; le bord tranchant présente un angle mésial plus aigu et un angle distal plus obtus, si bien que le bord libre au lieu d'être sensiblement horizontal remonte en haut en arrière.

A la face labiale les crêtes marginales limitent entre elles une surface concave au sommet de laquelle existe souvent un trou ou une fissure, trou basilaire siège fréquent de carie.

Les faces latérales ont les mêmes dispositions que celles des incisives centrales, mais, la face distale est sensiblement plus bombée. La racine conique plus longue que celle des incisives centrales, présente une section ovalaire à petit axe transversal.

Incisives inférieures.

Les incisives inférieures, plus grêles que les supérieures sont faciles à distinguer des premières.

Les incisives centrales inférieures sont les dents les plus petites de la bouche, leur face vestibulaire sensiblement plane présente une légère convexité vers le collet, elle est plus large au niveau du bord libre. La face linguale présente une concavité très marquée suivant le grand diamètre de la dent sur la moitié de sa hauteur. La partie de la face linguale qui confine au collet présente, au contraire, une forte convexité. Les faces latérales affectent la forme générale d'un V à sommet supérieur, ces deux faces sont convergentes vers le sommet de la racine. Le bord tranchant présente trois petites dentelures qui disparaissent rapidement. Les angles, sont presque droits. La section de la dent au niveau du collet est ovalaire aplatie dans le sens mésio-distal. L'émail se termine par une ligne sinueuse présentant deux courbes à sommet supérieur sur les faces mésiales et. distales à sommet inférieur sur les faces labiales et linguales. La racine a une section ovalaire et est souvent creusée d'un sillon sur les faces mésiales et distales. La chambre pulpaire est aplatie transversalement. Le canal radiculaire affecte la même forme ; dans quelques cas il se bifurque. Les incisives latérales inférieures ont les mêmes caractères que les centrales, elles sont légèrement plus fortes, leur bord tranchant au lieu d'être perpendiculaire au grand axe, de la dent, s'incline légèrement vers la face distale.

CANINES

Les **canines supérieures** sont les dents les plus longues de toute la bouche. La face labiale est convexe suivant tous les diamètres et présente une crête longitudinale assez marquée et deux sillons plus ou moins effacés de part et d'autre. La face linguale concave dans le sens vertical est convexe dans tous les sens au niveau de la ligne gingivale. Une crête symétrique à celle de la face labiale parcourt la face linguale du sommet au tubercule lingo-gingival, limitant deux sillons latéraux. Du tubercule lingo-gingival ou cingulum partent deux crêtes divergentes, les crêtes marginales; entre les crêtes marginales et la crête axiale se trouvent les deux sillons latéraux. Le bord tranchant n'est pas rectiligne comme sur les incisives, mais présente un sommet et deux versants d'inégale grandeur, le sommet se trouvant toujours plus près de la ligne médiane et le versant distant faisant avec le plan horizontal un angle plus ouvert, ces deux signes permettent de reconnaître et de situer une canine par le simple examen de la couronne. La face distale légèrement concave dans le sens vertical est convexe dans le sens antéro-postérieur, elle affecte la forme générale d'un triangle. La face mésiale est presque plane et sa surface est triangulaire. La racine des canines supérieures est la plus longue de toutes, elle a, assez souvent, deux fois la longueur de la couronne, son axe est légèrement incliné de bas en haut, de dehors en dedans, elle fait saillie dans le vestibule où sa forme peut être facilement reconnue par l'examen digital ; elle est de forme conique, aplatie dans le sens mésio-distal, mais cette déformation est plus marquée du côté palatin, si bien que sa section peut être inscrite dans un triangle régulier à sommet tronqué. Les faces mésiales et distales présentent un sommet longitudinal plus accentué sur la face mésiale. La chambre pulpaire et le canal radiculaire affectent la forme générale de la dent.

Les canines inférieures moins volumineuses dans leur ensemble, présentent une couronne plus longue que celle des canines supérieures ; les faces labiales ont sensiblement les mêmes dispositions que celles des canines supérieures, mais les caractéristiques de la face linguale sont plus effacées, le bord tranchant a la même forme que les canines supérieures, mais les versants font avec le plan horizontal, des angles plus ouverts, si bien que la pointe est, en général, plus saillante, l'angle disto-triturant est plus près du bord gingival. La racine des canines inférieures est plus courte que celle des canines supérieures, mais présente les mêmes caractéristiques ; elle est peut-être un peu plus aplatie transversalement. La chambre pulpaire et le canal radiculaire affectent la forme générale de la dent.

BICUSPIDES OU PRÉMOLAIRES

Il existe huit bicuspides, quatre par mâchoire, réparties par groupes de deux en contact avec la face distale des canines. Elles sont formées par la réunion de deux cônes primitifs, l'un vestibulaire, l'autre buccal, comme l'atteste le sillon situé entre les deux tubercules de la couronne, et les sillons qui parcourent longitudinalement les faces mésiale et distale de la racine.

Leur section est quadrangulaire et peut être inscrite dans un triangle régulier à sommet tronqué dont la petite base serait égale à trois quarts de la grande ; on peut donc leur décrire cinq faces dont l'une la face triturante est surmontée de deux tubercules, le vestibulaire plus grand que le buccal.

Première bicuspide supérieure. — La couronne de la première bicuspide est cuboïde aplatie dans le sens mésio-distal ; la face vestibulaire convexe en tous sens, notablement plus étroite au niveau du bord gingival, entre en contact avec les dents voisines par les angles mésio et disto-triturants, tandis que les angles gingivaux s'en éloignent ; cette face au niveau du bord libre, se termine par pointe qui a la forme générale de celle décrite pour la canine. Deux légers sillons partant de part et d'autre de la pointe creusent de légères dépressions sur cette face de la dent. La face linguale présente une convexité plus marquée, elle est unie et a la forme générale de la face vestibulaire ; la pointe qui la termine est moins accentuée. La face mésiale, plane près de la gencive est convexe dans son tiers supérieur où elle entre en contact avec la dent voisine ; la face distale présente la même disposition. La face triturante peut être inscrite dans un trapèze régulier à grand diamètre vestibulo-buccal. Le bord vestibulaire est plus large que le bord buccal et les angles vestibulo-mésian et distant plus marqués que les angles mésio et disto-buccaux, qui sont très arrondis. Le tubercule vestibulaire est plus marqué que le tubercule buccal dont il est séparé par un sillon profond ; le tubercule vestibulaire présente quatre crêtes dont deux forment les bords de la face vestibulaire, la troisième crête buccale qui descend sur la convexité de la face vestibulaire et, la crête triangulaire qui parcourt la partie moyenne de la face triturante et se termine dans le sillon central. Le tubercule buccal plus arrondi présente des crêtes, dont deux forment les bords de la face buccale et une crête triangulaire qui vient se perdre dans le sillon central. Le sillon central à ses extrémités mésiales et distales se bifurque délimitant une crête mésiale et une crête distale. Le collet est aplati dans le sens mésio-distal, l'émail se termine à ce niveau sur les faces vestibulaire et buccale par une convexité dont le sommet est tourné vers la gencive, tandis qu'au niveau des faces mésiales et distales, la convexité est dirigée vers la face triturante.

La racine aplatie transversalement présente deux sillons profonds et est parcourue généralement par deux canaux radiculaires; elle est bifurquée et présente deux extrémités qui ont environ la moitié de la longueur totale de la racine; quelquefois, les premières prémolaires ont trois racines : deux vestibulaires et une linguale. La forme de la chambre pulpaire est calquée sur la forme de la dent, elle présente deux cornes, le canal radiculaire est présque toujours double.

La deuxième bicuspide supérieure, plus petite que la première, a la même forme mais tous ses caractères sont moins marqués. Le collet est moins aplati, son contour plus régulier, les sillons qui parcourent les faces mésiales et distales de la racine, moins marqués, la racine un peu plus longue et rarement bifurquée; le canal radiculaire est, la plupart du temps, unique, l'apex de la racine est souvent en rapport avec le plancher du sinus.

Les prémolaires ou bicuspides inférieures, se distinguent des supérieures, la première par son tubercule lingual à peine marqué, la deuxième, par la présence d'un troisième cuspide; de plus, leur couronne est cylindrique, enfin ces dents ont une racine unique.

Première bicuspide inférieure. — La première bicuspide inférieure a l'apparence d'une dent ayant une forme de passage entre la canine et la bicuspide. La face buccale convexe dans tous ses diamètres présente une crête médiane et deux sillons légèrement marqués ; le maximum correspond au bord libre, les angles sont arrondis. La face linguale convexe dans le sens mésio-distal a une hauteur variable suivant le développement du tubercule lingual, elle est très étroite au niveau du collet. Les faces mésiale et distale convexes dans le sens lingo-vestibulaire sont concaves suivant l'axe de la dent à cause de la saillie prononcée des crêtes marginales. La face triturante presque circulaire en projection plane, présente un tubercule vestibulaire bien développé et un tubercule lingual à peine marqué. Le sillon transversal est peu profond ; le collet est aplati, l'émail affecte les mêmes rapports avec la gencive que sur le bicuspide supérieur. La racine unique, conique aplatie dans le sens mésio-distal présente sur les deux faces de légers sillons. La chambre pulpaire et le canal radiculaire affectent la forme générale de la dent.

La deuxième bicuspide inférieure est un peu plus volumineuse que la première ; elle a la même configuration générale ; elle n'en diffère que par sa face triturante qui présente sur les dents types trois tubercules : un vestibulaire, deux linguaux. Le tubercule lingual, dans ce cas, est divisé en deux tubercules secondaires par un sillon qui part du sillon central (Amoëdo).

MOLAIRES

Les molaires diffèrent de par leur forme et leur volume des dents précédentes. Elles sont situées à la partie postérieure des arcades dentaires ; elles sont au nombre de douze, six par mâchoire, trois de chaque côté ; elles présentent comme les prémolaires cinq faces, les faces mésiales, vestibulaires et buccales, sensiblement planes, la distale arrondie, la face triturante armée de quatre tubercules plus ou moins saillants ; qui, sur la dent-type, rare dans l'espèce humaine, ne sont qu'au nombre de trois, On rencontre fréquemment un cinquième tubercule, le tubercule de Carabelli véritable cingule qui se trouve sur la face linguale.

La première molaire supérieure communément appelée dent de six ans présente une couronne large de forme cubique ; la face buccale irrégulièrement convexe, d'une largeur égale à deux fois celle d'une bicuspide, présente un sillon vertical qui sépare les deux tubercules buccaux, et va rarement jusqu'à la ligne gingivale. Il s'arrête sur la partie la plus renflée de la face buccale dont le point culminant se trouve situé dans la moitié mésiale. La face linguale plus longue dans le sens mésio-distal que la face buccale est quadrangulaire ; elle est plus large au niveau du bord triturant que dans sa portion gingivale, elle présente un sillon longitudinal, limitant deux lobes inégaux, le mésial étant sensiblement plus grand. C'est sur ce dernier que se rencontre le tubercule de Carabelli. La face mésiale plane suivant l'axe de la dent est légèrement convexe dans le sens bucco-lingual ; ses bords sont arrondis, son bord mésio-triturant étant plus éloigné de l'axe de la dent que le bord mésio-gingival ; il en résulte, au niveau de la gencive, un espace entre cette dent et celle qui la précède. La face distale est convexe suivant toutes ses directions. La face triturante présente une forme quadrangulaire à angles arrondis, surmontés de tubercules ; mésio-buccal, mésio-lingual, disto-buccal, disto-lingual ; ce dernier, sujet à de nombreuses variations. Les tubercules linguaux sont plus longs que les tubercules buccaux. Les tubercules ne sont que des exhaussements des crêtes marginales. La face triturante de la première molaire supérieure présente deux fossettes : une mésiale, une distale ; la mésiale, plus considérable, formée par les inclinaisons mésiales ou centrales des tubercules mésio-buccal et mésio-lingual. La fossette distale est formée par les inclinaisons buccales des tubercules disto-buccal et disto-lingual. De ces fossettes partent quatre sillons : trois de la fossette mésiale, un, de la distale, divisant la couronne en quatre lobes surmontés de quatre tubercules. Une section faite au niveau du collet présente une forme rhomboïdale, légèrement plus large du côté lingual. L'émail s'y termine suivant une ligne à peu près horizontale ; les racines sont au nombre de trois : deux buccales une linguale ; les deux racines buccales sont aplaties dans le sens mésio-distal, la mésiale est plus volumineuse. La chambre pulpaire présente autant de cornes que de tubercules, les canaux radiculaires, larges au niveau de leur bout central sont très effilés vers le sommet.

La deuxième molaire supérieure est en général un peu moins volumineuse que la première. Elle présente un tubercule disto-lingual, moins marqué ; la cingule existe rarement. La fossette distale est réduite, la fossette mésiale est presque centrale, la couronne semble aplatie dans le sens mésio-distal. La face linguale porte un sillon très réduit qui fait même parfois défaut. Le collet est généralement plus aplati dans le sens mésio-distal. Les racines sont moins volumineuses que celles de la dent de six ans ; quelquefois une des racines buccales est soudée à la racine palatine.

La troisième molaire supérieure est plus petite et de forme souvent irrégulière. Le lobe disto-lingual a complètement disparu. La face buccale est plus ronde, les sillons qui séparent les tubercules peu marqués. La face linguale, arrondie, est surmontée d'un seul tubercule ; la fossette distale de la face triturante a disparu, la fossette mésiale est devenue centrale, la section au niveau du collet est ovalaire, la face mésiale aplatie, la face distale convexe ; les racines au nombre de trois, sont, la plupart du temps, soudées, jusqu'à l'apex. La chambre pulpaire et les canaux radiculaires affectent la forme générale de la dent.

La première molaire inférieure occupe sur la mâchoire inférieure la même place que son homologue à la mâchoire supérieure. La couronne est plus longue dans le sens mésio-distal que dans le sens bucco-lingual. La face buccale trapèzoïde est plus large au niveau du bord bucco-triturant, elle est convexe et présente un sillon de peu de longueur plus proche de l'angle mésian que du distant, divisant cette face en deux lobes inégaux, le plus grand présentant souvent un léger sillon qui est le prolongement jugale du sillon disto-buccal de la face triturante. La face linguale, légèment convexe dans toutes les directions est surmontée de deux tubercules, séparés par le sillon lingual. Cette face est moins large que la face buccale. La face mésiale plane vers le collet est fortement convexe dans toutes les directions vers le bord mésio-triturant. La face distale convexe en tous sens présente un bord cervical plus large que le bord triturant. La face triturante est trapézoïdale ; les angles buccaux sont arrondis, les angles linguaux à arête plus vive ; cette face présente cinq sillons : un lingual, un mésial, un distal ; un sillon mésio-buccal, et un sillon disto-buccal, ils partent tous de la fossette centrale, où aboutissent également les crêtes des cinq tubercules que présente cette dent. Le collet de la première molaire inférieure est très étranglé, de forme quadrangulaire ; ses quatres faces sont déprimées au centre, la buccale et la linguale plus fortement à cause de la bifurcation des racines. Les racines ont une section ovalaire leur grand axe est orienté perpendiculairement à l'arc mandibulaire. La racine mésiale est creusée d'un large sillon sur ses deux faces, la racine distale plus régulièrement ovalaire, l'extrémité apicale en est plus effilée. La chambre pulpaire qui affecte la forme générale de la couronne présente une corne par tubercule, les canaux radiculaires sont au nombre de trois, un dans la racine distale, deux dans la mésiale, plus petits et généralement divergents.

La deuxième molaire inférieure moins volumineuse est de forme plus quadrangulaire à cause de l'absence du cinquième tubercule. La face buccale ne présente que deux lobes, elle est sensiblement rectangulaire, la face linguale semblable à celle de la première molaire est à peu près égale à la face buccale. Les faces mésiales et distales ressemblent à celles des premières molaires. La face triturante, quadrangulaire, présente des angles buccaux arrondis, des angles linguaux à arêtes plus vives ; elle porte quatre tubercules et est parcourue par quatre sillons mésial, distal, buccal, lingual. Les deux tubercules mésiaux sont en général un peu plus volumineux. Le collet, les racines, la chambre pulpaire et les canaux radiculaires rappellent en tous points ceux de la première molaire.

La troisième grosse molaire inférieure à l'aspect général des autres molaires ; sa couronne est quadrangulaire avec des angles arrondis elle peut porter trois, quatre, cinq et six tubercules. Les racines sont sujettes à de grandes variations, la racine est souvent unique ; quel que soit leur nombre, elles se recourbent presque toujours vers le côté distal. La pulpe et les canaux radiculaires sont conformes à la couronne et aux racines.

B. — DENTS DE LAIT

Les dents temporaires ont la même forme générale que les dents permanentes, mais, sont plus grêles. Elles sont dans un rapport de volume de à peu près 1 à 3.

La couronne des incisives, des canines et premières molaires est à peu près aussi large que haute ; la couronne de la deuxième molaire a une hauteur égale au deux tiers de sa longueur. Toutes les couronnes semblent renflées cela tient à ce que l'émail se termine brusquement au

collet. Les racines sont uniques pour les incisives
et canines, multiples pour les molaires. Les
molaires temporaires occupent la place que pren-
dront les prémolaires permanentes vers l'âge de
onze ans. La première molaire temporaire inférieure est plus petite que la deuxième, contrairement à ce qui a lieu pour les prémolaires per-

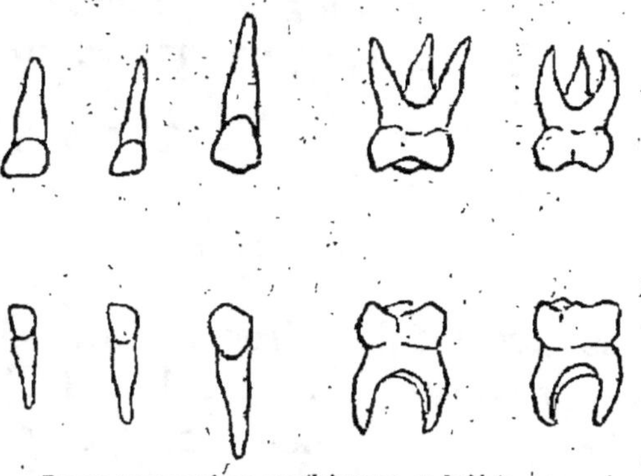

Dents temporaires supérieures et inférieures.
(Vues par leur face vestibulaire).

manentes. Les tubercules sont proportionnelle-
ment plus marqués que sur une première grosse
molaire permanente. Les racines sont très divergentes et présentent chacune deux canaux radiculaires.

Les dents sont plus développées chez l'homme
que chez la femme, mais, les variations ne sont
pas aussi marquées que celles que l'on constate
sur le volume des maxillaires. Les troubles qui
peuvent atteindre le squelette des mâchoires, ont
peu de retentissement sur le système dentaire.

CHAPITRE IV

RAPPORTS DES DENTS AVEC LES ORGANES VOISINS.

LES ALVÉOLES

Les alvéoles dentaires sont des cavités constituées par du tissu osseux dans lesquelles évolue la dent. Les lamelles osseuses qui se forment autour des germes dentaires délimitent des cavités qui, quand la dent a fait son apparition sur le rempart alvéolaire, logent les racines sur lesquelles elles se moulent. Les germes des dents permanentes sont entourés d'une coque plus épaisse que ceux des dents temporaires. Les alvéoles suivent l'évolution des dents correspondantes, gagnent en hauteur, en même temps que les racines s'allongent, correspondent au nombre de racines que porte chaque dent. Au sommet de chaque alvéole est un orifice qui livre passage aux vaisseaux et aux nerfs de la pulpe et du ligament de la dent ; les parois de l'alvéole sont

faites de tissu compact, uni par des trabécules
au tissu spongieux sous-jacent. La paroi vestibulaire est plus mince, et les alvéoles se dessinent
nettement sur la face externe de la mâchoire,
présentant autant d'élevures qu'il y a de racines
sous-jacentes.

Les alvéoles qui évoluent avec les dents,
régressent normalement après leur chute spontanée ou provoquée, si bien que chez les édentés, il ne reste plus que la portion basilaire des
maxillaires.

Direction d'implantation des dents. — Les
racines de toutes les dents ont leur axe oblique
en arrière, cette direction est plus marquée sur
les dents postérieures. De plus l'axe général des
dents est divergent à la mâchoire supérieure,
convergent à la mâchoire inférieure, si bien que
l'arcade dentaire inférieure est inscrite dans l'arcade supérieure.

Les dents étant plus étroites au niveau du
collet qu'au niveau de leur face triturante, les
faces mésiales et distales de deux dents voisines,
entrent en contact par un point au niveau de
leur bord libre. L'espace qui sépare les dents au
collet est occupé par la paroi alvéolaire qui forme
la base d'un segment triangulaire, espace inter-
dentaire, rempli à l'état frais par une pointe du
feston gingival.

ARTICULATION INTER-DENTAIRE

Le plan d'occlusion de la bouche pour Tomes serait horizontal, cette disposition est tout à fait exceptionnelle ; le plus souvent, la ligne inter-dentaire de l'adulte est sinueuse. Elle présente, au niveau des prémolaires une concavité, et au

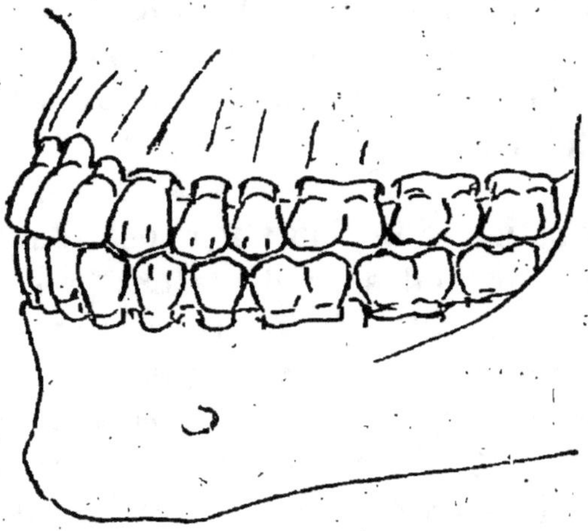

Ligne d'occlusion interdentaire.

niveau des incisives, elle s'élève au-dessus de l'horizontal. Les deux arcades dentaires n'ont pas la même dimension, l'arcade dentaire supérieure circonscrit l'arcade dentaire inférieure. Les deux incisives supérieures recouvrent les incisives inférieures et le versant mésian de la canine inférieure. La canine supérieure recouvre le versant distant de la canine inférieure et le versant mésian de la première prémolaire inférieure. La première prémolaire supérieure est à cheval sur les deux prémolaires inférieures. La deuxième prémolaire supérieure recouvre le versant distant de la deuxième prémolaire inférieure et le versant mésian du tubercule mésio-buccal de la première grosse molaire inférieure. La première grosse molaire supérieure recouvre les deux tubercules distants de la première grosse molaire inférieure et le versant mésian du tubercule mésio-triturant de la deuxième grosse molaire inférieure. La deuxième grosse molaire supérieure recouvre la deuxième molaire inférieure, moins le versant mésio-triturant du tubercule mésian, et affleure l'angle mésian de la troisième grosse molaire. La face articulaire de la troisième grosse molaire recouvre celle de la troisième grosse molaire inférieure.

RAPPORT DES DENTS AVEC LE SINUS MAXILLAIRE

Le sinus maxillaire ou antre d'Highmore est une cavité annexe des fosses nasales creusée dans l'épaisseur du maxillaire supérieur dont elle a la forme générale. C'est une pyramide triangulaire dont la base correspond au plancher de l'orbite, le sommet tronqué à l'arcade alvéolaire. La face interne verticale percée d'un orifice (ostium-maxillare) forme la paroi externe des fosses nasales, la face postéro-externe et la face antérieure sont obliques, en haut, en arrière pour la première ; en haut, en avant pour la seconde.

Le sommet tronqué de la pyramide peut, d'après Zuckerkandl, présenter des variations en longueur allant jusqu'à quinze millimètres et, en hauteur, jusqu'à onze millimètres. Pour Richet, Tillaux, le sinus est en rapport avec les trois grossses molaires. Bourgeois, Merkel, Zukerkandl, Schildze y ajoutent la deuxième prémolaire. D'après Dieulafé et Herpin, c'est la disposition la plus fréquente. La première prémolaire, la canine même, peuvent exceptionnellement entrer en rapport avec le sinus. Le tissu spongieux qui sépare le sommet des racines, de la cavité de l'antre d'Higmore, a de trois à quatre millimètres. Mais quelquefois, la paroi alvéolaire fait saillie dans la cavité du sinus refoulant la paroi osseuse et la muqueuse sinusale; cette disposition favorise les infections du sinus à point de départ dentaire.

Partant de l'angle interne de l'orbite, un mince canal osseux verticalement dirigé de haut en bas, va s'ouvrir dans les fosses nasales; par sa paroi externe il est en rapport en haut avec le sinus, et, en bas avec l'extrémité des racines de la première prémolaire et de la canine. Ce canal est le canal lacrymo-nasal, qui peut être une voie de propagation des infections dentaires (Abadie, Galézowski, Parinaud, Terson et Péchin).

Le plancher des fosses nasales est en rapport avec le sommet des incisives centrales et des canines que quatre à six millimètres séparent de la surface osseuse du plancher de ces cavités. De plus, les vaisseaux et nerfs dentaires antérieurs parcourent un mince canal ossseux, dont, parfois la paroi fait défaut au niveau des fosses nasales qui peut être la voie de pénétration des infections dues à des accidents dentaires ayant pour sièges les incisives et les canines.

RAPPORT DES DENTS AVEC LE CANAL DENTAIRE INFÉRIEUR

Le canal dentaire inférieur va de l'épine de Spix au trou mentonnier situé chez l'enfant à quatorze millimètres de la symphise et à vingt-six millimètres chez l'adulte. Il commence en haut sur la face interne de l'os et se termine en bas sur sa face externe ; il traverse donc obliquement le corps du maxillaire. Son trajet est interne par rapport aux racines de la troisième et de la deuxième grosses molaires, sous-jacent à la première et externe par rapport à la deuxième prémolaire ; il décrit une courbe assez régulière à concavité regardant en haut et en dedans. La distance entre le canal dentaire et le sommet des racines des dents de la mâchoire inférieure est minime au niveau de la troisième grosse molaire, d'où les complications fréquentes, qui se produisent au moment de l'évolution de cette dent.

CHAPITRE V

VASCULARISATION ET INNERVATION DES DENTS

Les dents reçoivent des vaisseaux sanguins (artères et veines), des vaisseaux lymphatiques, des nerfs. Ces vaisseaux et ces nerfs jouent un grand rôle dans l'entretien de la vitalité des dents et dans la symptomatologie des maladies dont elles peuvent être atteintes. Il importe donc de les bien étudier.

VASCULARISATION SANGUINE

Artères. — De la crosse de l'aorte, naissent deux troncs artériels qui irriguent la tête et le cou, ce sont, à droite, le tronc brachio-céphalique, à gauche, la carotide primitive gauche. A quelques centimètres de son origine le tronc brachio-céphalique se divise en deux branches : l'artère sous-clavière et la carotide primitive droite. Au niveau du bord supérieur du cartilage thyroïde, les deux carotides primitives se divisent

en deux branches, la carotide externe et la carotide interne. Ces deux troncs se dirigent d'abord

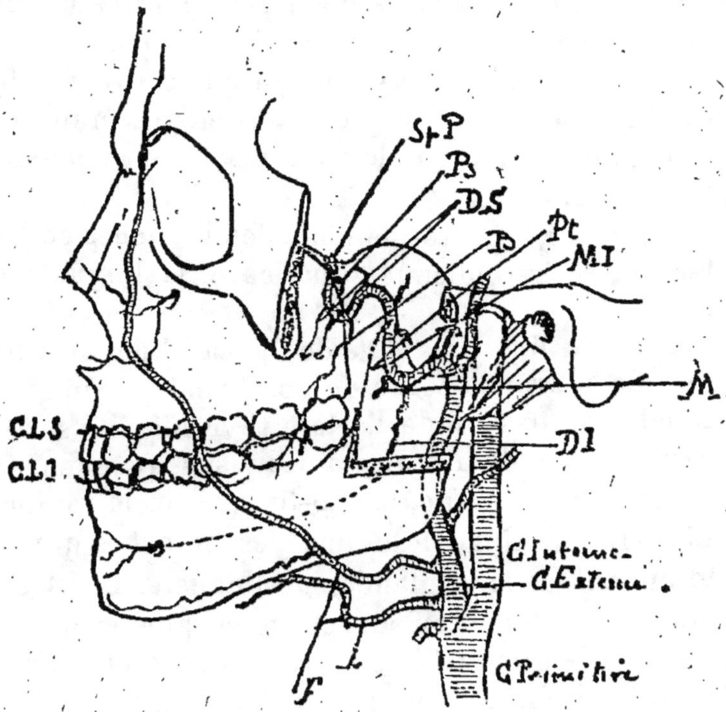

Branches de la carotide externe.

L lingual, F faciale, DI dentaire inférieure, M massetérine, Pt ptérygoïdienne,
B buccale, DS dentaire supérieure, Ps palatine supérieure, SpP Sphéno
palatine, CLS coronaire labiale supérieure, CLI coronaire labiale inférieure.

en dehors, puis deviennent verticaux et sensiblement parallèles, leur calibre est à peu près uni-
forme sur tout leur trajet, cependant, chez l'adulte
on rencontre un rétrécissement à la partie
moyenne et, au niveau de la bifurcation de la

carotide primitive, l'on observe une dilatation plus ou moins marquée : le bulbe carotidien.

La carotide externe s'étend de la bifurcation de la carotide primitive, c'est-à-dire du bord supérieur du cartilage thyroïde jusqu'au niveau du col du condyle où elle se divise en ses branches terminales, la temporale superficielle et la maxillaire interne.

En avant, la carotide émet des branches collatérales, la thyroïdienne supérieure, la linguale et la faciale.

L'artère linguale naît de la carotide externe près de la grande corne de l'os hyoïde, à un centimètre au-dessus de l'artère thyroïdienne supérieure ; elle donne un rameau sus-hyoïdien, la dorsale de la langue, la sub-linguale et la ranine. L'artère sub-linguale donne des branches qui se terminent dans la glande sub-linguale. D'autres, qui se distribuent au muscle genio-glosse, et à la muqueuse gingivale de la face interne du maxillaire inférieure.

L'artère faciale ou maxillaire externe volumineuse et flexueuse, naît de la carotide externe à quelques millimètres au-dessus de la linguale ; quelquefois par un tronc commun : linguo-facial, elle se porte en haut en avant, contourne la glande sous-maxillaire, le bord du maxillaire et apparaît le long du bord antérieur du masséter ; puis elle se dirige vers le sillon naso-labial, dans la vallée naso-génienne, où elle se termine en s'anastomosant avec une branche de l'ophtal-mique ; elle donne naissance à la palatine infé-rieure ou ascendante, à l'artère sous-mentale dont certaines branches s'anastomosent avec les branches terminales de l'artère dentaire inférieure les branches ptérygoïdiennes, les branches mas-seterines, les coronaires labiales, des rameaux faciaux, l'artère de l'aile du nez.

La carotide externe donne en arrière la pharyn-gienne ascendante, l'artère auriculaire postérieure et l'occipitale. L'artère maxillaire interne, branche terminale de la carotide externe va du col du condyle au fond de la fosse zygomatique ; sitôt après son origine, elle passe dans la bouton-nière rétro-condylienne de Juvara, formée par le bord postérieur du condyle et un épaississement de l'aponévrose ptérygoïdienne, elle se dirige en dedans et en avant, passant tantôt entre les pté-rygoïdiens, tantôt entre le ptérygoïdien externe et le temporal.

Le maxillaire interne émet quatorze branches : cinq branches supérieures ou ascendantes, la tympanique, la petite méningée, la méningée moyenne, la temporale profonde postérieure, la temporale profonde antérieure.

Cinq branches inférieures ou descendantes :

La dentaire inférieure, la massetérine, la buc-cale, les ptérygoïdiennes, la palatine supérieure.

Deux branches antérieures : l'alvéolaire et la sous-orbitaire.

Deux postérieures : la vidienne et la ptérygo-palatine.

L'artère dentaire inférieure naît de la maxillaire interne au moment où celle-ci contourne le bord inférieur du muscle ptérygoïdien externe. Elle se dirige en bas et en avant entre la face interne de la branche montante du maxillaire inférieur et le ligament sphéno-maxillaire ; puis, en dedans de l'épine de Spix, elle plonge dans le canal dentaire inférieur qu'elle parcourt dans son entier. Au niveau des petites molaires, elle se divise en deux troncs terminaux ; l'un donnant des branches nourricières à la première prémolaire, à la canine et aux deux incisives ; l'autre qui sort du trou mentonnier, l'artère mentonnière. Dans son trajet l'artère dentaire inférieure émet des rameaux radiculaires et des rameaux diploïques.

L'artère dentaire inférieure avant de pénétrer dans le canal dentaire, donne l'artère du nerf lingual et le rameau du mylo-hyoïdien.

L'artère alvéolaire naît sur la tubérosité du maxillaire qu'elle suit étroitement ; elle se dirige en bas, en avant, elle émet deux ou trois rameaux dentaires qui pénètrent dans les canaux dentaires du maxillaire supérieur donnant des branches radiculaires postérieures, des branches diploïques des branches muqueuses qui irriguent la muqueuse du sinus et les gencives.

L'artère sous-orbitaire naît de la maxillaire interne au moment où celle-ci atteint le fond de la fosse ptérygo-maxillaire. Après un trajet de quelques millimètres, elle vient émerger par le trou sous-orbitaire avec les rameaux sous-orbitaires du nerf maxillaire supérieur. Elle donne, dans son trajet, une branche orbitaire et une branche dentaire antérieure et supérieure qui se rend à la pulpe des incisives et de la canine. Arrivée à l'orifice du canal sous-orbitaire l'artère s'épanouit et s'anastomose avec les vaisseaux voisins.

Veines. — La veine jugulaire interne qui reçoit le sang de la veine faciale, des veines dorsales du nez, veines sous-orbitaires, des veines palpébrales internes, des veines du sac lacrymal et du canal nasal, des coronaires labiales supérieure et inférieure, de la veine mâlaire, de la veine faciale profonde, des veines buccales et masséterines antérieures, des veines du canal de Sténon, des veines sous-maxillaires, sous-mentales et palatines inférieures, s'anastomose avec la veine jugulaire externe formée par la veine temporale superficielle, la maxillaire interne qui correspond à l'artère du même nom, qui est double, mais dont toutes les branches sont simples.

Ces deux veines constituent, avec la jugulaire antérieure, le système de retour du sang artériel de la face, de la langue, des mâchoires et des annexes et correspond au territoire irrigué par la carotide externe.

SYSTÈME LYMPHATIQUE

Le système lymphatique de la tête et du cou est très développé. Les ganglions cervicaux sont au point de vue phylogénique ceux qui apparaissent les premiers. Les ganglions lymphatiques de cette région constituent une espèce de cercle, véritable collier ganglionnaire à l'union de la tête et du cou ; d'où part une chaîne verticale placée sous le sterno-cleïdo-mastoïdien qui se termine à l'union du cou et du thorax. Le cercle ganglionnaire péri-cervical comprend plusieurs groupes : le groupe sous-occipital, le groupe mastoïdien, les groupes parotidiens et sous-parotidiens, le groupe sous-maxillaire qui reçoit le tribut des ganglions faciaux, les ganglions sous-mentaux, enfin les ganglions rétro-pharyngiens.

Parmi ceux qui nous intéressent, le groupe des ganglions parotidiens au nombre de dix à seize comprend plusieurs amas. Quelques ganglions sont sus-parotidiens, mais, sont inconstants. D'autres sont contenus dans la loge parotidienne et un certain nombre sont sous-parotidiens. Ils reçoivent les lymphatiques de la face externe du pavillon de l'oreille, du conduit auditif externe, de la caisse du tympan, des téguments temporaux et frontaux, des paupières, de la racine du nez, peut-être des fosses nasales, et de la partie postérieure du rebord alvéolaire.

Les ganglions sous-maxillaires ou sus-hyoïdiens

latéraux au nombre de trois à six (Sappey en compte jusqu'à quinze) sont sous-aponévrotiques. Ils s'étendent le long du bord inférieur du maxillaire, de l'insertion du ventre antérieur du digastrique jusqu'au niveau de l'angle de la mâchoire. Ils reposent sur la face inféro-externe de la glande sous-maxillaire : le plus volumineux, le ganglion de Stahr est situé à la partie moyenne à peu près au point où l'artère faciale croise le maxillaire. Les ganglions sous-maxillaires reçoivent les lymphatiques du nez, de la joue, de la lèvre inférieure, de la presque totalité des gencives et du tiers antérieur des bords latéraux de la langue. Les ganglions efférents vont se jeter dans la chaîne cervicale profonde, plus particulièrement au niveau de la bifurcation de la carotide primitive.

D'après Princeteau, les vaisseaux afférents des ganglions sous-maxillaires traversent, dans leur trajet, de petits ganglions décrits sous le nom de ganglions géniens ou faciaux.

1° Le groupe inférieur repose sur le maxillaire juste devant les insertions du masseter ; ces ganglions au nombre de trois au maximum, sont en rapport avec l'artère et la veine faciale ; entre ce groupe et les ganglions sous-maxillaires on trouve quelquefois un petit ganglion situé sur le bord même du maxillaire, le ganglion infra-maxillaire.

2° Le groupe moyen ou buccinateur, comprend un amas rétro-vasculaire, un amas inter-vasculaire, un ganglion pré-vasculaire de Princeteau, situé à huit ou dix millimètres de la commissure labiale.

3° Le groupe supérieur comprend un ganglion naso-génien (Tillaux, Princeteau), un ganglion sous-orbitaire et un ganglion malaire.

Les ganglions sous-mentaux ou sus-hyoïdiens médians, sont les ganglions compris dans le triangle limité par les ventres antérieurs des deux digastriques et l'os hyoïde. Leur nombre varie de un à quatre. Parfois, un ganglion supplémentaire situé sur le ventre antérieur du digastrique, établit un relai entre les ganglions sus-hyoïdiens médians et les ganglions sus-hyoïdiens latéraux. Ce groupe ganglionnaire reçoit ses vaisseaux afférents du menton, de la partie moyenne de la lèvre infé-rieure, de la portion correspondante du bord alvéolaire, du maxillaire inférieur, du plancher de la bouche et de la pointe de la langue. Les vais-seaux lymphatiques de la face, très ténus se rendent aux ganglions parotidiens, sous-maxil-laires et sous-mentaux.

Les lymphatiques des gencives, constituent un réseau à mailles très serrées, les troncs collecteurs naissent sur la face interne des gencives, puis se portent en dehors en passant entre les dents. Leur nombre d'après Sappey varie de quatorze à dix-sept. Parvenus sur la face externe, ils se jettent dans un gros tronc colllecteur semi-circulaire, qui longe les arcades dentaires, d'avant en arrière pour aboutir au plus postérieur des ganglions sous-maxillaires (Sappey). Le réseau lymphatique se continue en dehors, avec celui de la face muqueuse des lèvres et des joues, en dedans avec le réseau palatin pour la mâchoire supérieure, avec le réseau du plancher buccal pour la mâchoire inférieure.

Arkowy, Odental, Wangermann, etc., mettent hors de doute l'existence de vaisseaux lymphatiques dans la pulpe dentaire. Sappey, Korner, ont essayé, en vain, de mettre en évidence par des injections au bleu de Gérota ces vaisseaux, sans y être parvenus; cependant Bodecker, aurait constaté dans la pulpe dentaire la présence de vaisseaux ayant le caractère de lymphatiques.

INNERVATION

L'innervation de la mâchoire et des dents est complètement sous la dépendance du trijumeau, nerf de la cinquième paire, le plus volumineux des nerfs crâniens; ce nerf est un nerf mixte, moteur et sensitif qui naît de la face antérieure de la protubérance annulaire, il présente après un court trajet, un volumineux ganglion, le ganglion de Gasser qui donne naissance à trois branches terminales. Il donne la sensibilité à la face au globe oculaire, à la muqueuse nasale et à la muqueuse buccale. Ses filets moteurs innervent les muscles masticateurs.

Le ganglion de Gasser ou ganglion semi-lunaire

est le plus volumineux des ganglions annexés aux nerfs cérébro-spinaux. Il est logé dans le cavum

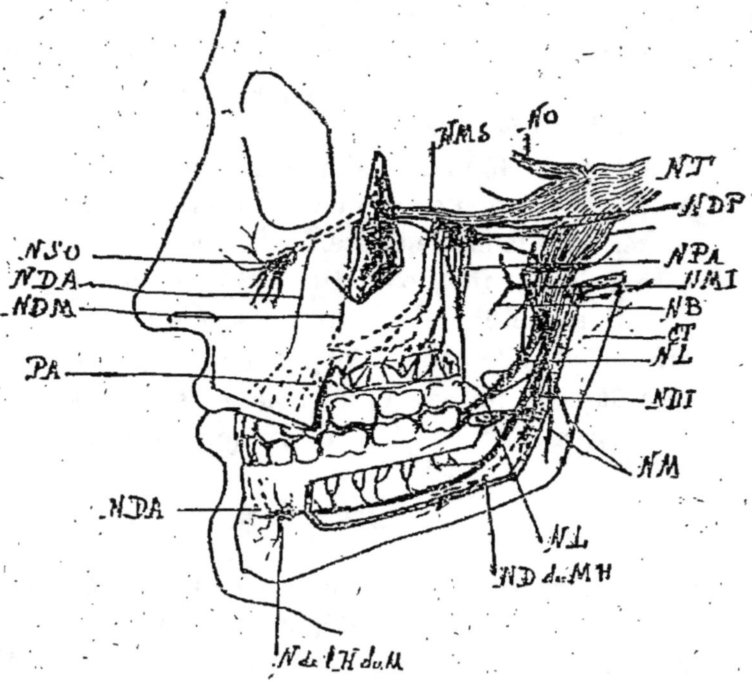

Nerf maxillaire supérieur et nerf maxillaire inférieur.

NMS nerf maxillaire supérieur, NMI nerf maxillaire inférieur, NPA nerf palatin antérieur, NDP nerf dentaire postérieur, NDM nerf dentaire moyen, NDA nerf dentaire antérieur, NSO nerf sous-orbitaire, PA plexus alvéolaire, NB Nerf buccumateur, NL nerf lingual, CT corde du tympan, NDI, nerf dentaire inférieur, NM nerf massetérius, ND nameau dynastique du nerf milo-hyoïdien, NDH nerf de la houppe du menton, NDA nerf dentaire antérieur.

de Meckel, dépression située sur la face anté-rieure du rocher dans sa portion endo-crânienne. Du ganglion de Gasser se détachent des filets anastomotiques, des filets osseux, des filets sinusiens et méningés, un filet qui se rend au pathétique et trois branches terminales : la branche ophtalmique de Willis, le nerf maxillaire supérieur, le nerf maxillaire inférieur.

A l'ophtalmique de Willis, est adjoint le ganglion ophtalmique.

Au nerf maxillaire supérieur, le ganglion sphéno-palatin.

Au nerf maxillaire inférieur, le ganglion otique.

Le nerf maxillaire supérieur naît du bord antéro-inférieur du ganglion de Gasser se dirigeant en avant vers le trou, grand rond, il gagne la fosse ptérygo-maxillaire en passant par la fente du même nom, puis il s'engage dans le canal sous-orbitaire et débouche par l'orifice antérieur de ce canal dans la fosse canine où il s'épanouit en rameaux terminaux.

Le nerf maxillaire supérieur fournit six branches collatérales : le rameau méningien moyen, le rameau orbitaire, le nerf sphéno-palatin, les nerfs dentaires postérieurs, le nerf dentaire moyen, les nerfs dentaires antérieurs et les rameaux terminaux sous-orbitaires.

Les nerfs dentaires postérieurs ou rameaux alvéolaires postérieurs, naissent du nerf maxillaire supérieur au moment où celui-ci s'engage dans la gouttière sous-orbitaire; ils cheminent sur la tubérosité du maxillaire et, après un trajet de quelques millimètres, ils pénètrent dans les canaux dentaires postérieurs où ils forment un plexus dans le tissu spongieux du maxillaire.

Le nerf dentaire moyen se détache du maxillaire au moment où ce dernier va pénétrer dans le canal sous-orbitaire, il parcourt un canal situé dans la paroi postérieure du sinus maxillaire et se fond dans le plexus dentaire.

Le rameau dentaire antérieur naît du nerf maxillaire supérieur, à quelques millimètres de l'orifice du trou sous-orbitaire. Il chemine dans l'épaisseur de la paroi antérieure du sinus maxillaire ; il se jette dans le plexus dentaire au-dessus des incisives. Dans son trajet il fournit un rameau nasal qui s'anastomose avec le sphéno-palatin.

Le plexus dentaire est un réseau nerveux à larges mailles qui s'étend de la ligne médiane où il s'anastomose avec celui du côté opposé jusqu'au niveau de la tubérosité du maxillaire supérieur : de ce réseau, partent des filets dentaires qui pénètrent dans les racines des dents et constituent, avec une artériole et une veine, la pulpe dentaire, des filets osseux qui se perdent dans le maxillaire, des filets muqueux qui se distribuent à la gencive et à la muqueuse du sinus.

Le nerf maxillaire inférieur est le plus volumineux des trois branches du trijumeau. Il est formé d'une racine sensitive, troisième branche du ganglion de Gasser et d'une branche motrice qui est la petite racine du trijumeau. La racine sensitive plane, se détache du bord antéro-externe du ganglion de Gasser, s'écarte à angle droit du nerf maxillaire supérieur et plonge dans le trou ovale. La racine motrice, plus petite, ronde, peu adhérente à la racine sensitive chemine en arrière de la précédente, mais un peu au-dessus du trou ovale, elle se divise en plusieurs branches formant le plexus de Santorini, qui entoure la racine sensitive et dont les rameaux se fusionnent avec cette dernière. Le nerf maxillaire inférieur sitôt après sa sortie du crâne, fournit un petit nerf collatéral, le nerf récurrent du maxillaire inférieur, puis il se divise en deux troncs, le tronc antérieur qui donne :

1° le nerf temporal profond moyen ;

2° le nerf temporo-massétérin ;

3° le nerf temporo-buccal.

Le tronc postérieur fournit :

1° Le tronc commun des nerfs du ptérygoïdien interne, du pérystaphylin externe, du muscle externe du marteau ;

2° le nerf auriculo-temporal ;

3° le nerf dentaire inférieur ;

4° le nerf lingual.

Le nerf dentaire inférieur est la plus volumineuse des branches du nerf maxillaire inférieur. Il se dirige en bas et en avant vers l'orifice postérieur du canal dentaire inférieur; d'abord en rapport avec le nerf lingual, il s'en sépare à angle aigu ; à ce niveau, il est croisé sur sa face interne par la corde du tympan, branche du lingual, et sur sa face externe par l'artère maxillaire interne.

Il s'engage dans le canal dentaire, accompagné de l'artère et de la veine dentaire inférieure; au niveau du trou mentonnier, il se divise en deux troncs terminaux; le nerf incisif qui continue son trajet intra-osseux et va innerver la canine et les deux incisives et le nerf mentonnier. Dans son trajet, le nerf dentaire fournit les rameaux collatéraux suivants :

1° le rameau anastomotique avec le lingual;

2° le nerf du mylo-hyoïdien et du ventre antérieur du digastrique;

3° les rameaux dentaires postérieurs qui donnent les filets radiculaires des molaires et prémolaires et des filets gingivaux et périostiques.

CHAPITRE VI

LA MUQUEUSE BUCCALE
ET LES GLANDES SALIVAIRES
LE MILIEU BUCCAL

A. — LA MUQUEUSE BUCCALE

La bouche présente deux portions, une comprise dans les arcades alvéolo-dentaires, la *cavité buccale proprement dite*, l'autre limitée en dedans par les arcades, en dehors par les joues et les lèvres ; elle affecte la forme d'un fer à cheval, qu'on nomme *vestibule buccal*. La face postérieure ou muqueuse des lèvres présente de nombreuses saillies dues à la présence de glandules sous-jacentes. Les extrémités transversales des lèvres se continuent sans transition avec la face interne des joues. La muqueuse qui tapisse la face postérieure des lèvres est de coloration blanc-grisâtre, elle est mince, peu adhérente, bosselée, elle se continue avec la muqueuse gingivale au niveau du sillon gingivo-labial, avec celle des joues au niveau des commissures. Elle est formée d'un épithélium pavimenteux stratifié, et d'un derme constitué par des faisceaux de tissu conjonctif entremêlés de fibres élastiques. Les papilles sont nombreuses, simples, coniques. Deux sortes de glandes se trouvent dans l'épaisseur des lèvres, les unes sous-cutanées, sont des glandes sébacées, les autres muqueuses, tapissent la face vestibulaire où elles sont logées dans le tissu conjonctif sous-muqueux. Les **joues** qui limitent latéralement la bouche, présentent une face externe cutanée, une face interne muqueuse vestibulaire, limitée par le sillon vestibulaire en haut, et, en bas, par la commissure en avant et par le bord antérieur de la branche montante du maxillaire inférieur en arrière. La muqueuse qui tapisse les joues est d'une coloration rouge plus ou moins foncée, elle s'applique étroitement sur la face externe des arcades dentaires, dont elle garde quelquefois les empreintes. Vers sa partie moyenne se trouve l'orifice du canal de Sténon, des fibres terminales du buccinateur viennent se terminer sur la face profonde de la muqueuse. Lisse et unie, elle est formée d'une couche épaisse de cellules épithéliales, pavimenteuses, stratifiées; le derme est formé de faisceaux de tissus conjonctif riche en fibres élastiques, les papilles sont très abondantes, la sous-muqueuse faite de tissu conjonctif serré adhère aux muscles sous-jacents; dans les gencives, elle devient une masse fibreuse ferme (Frey).

Les **gencives** comprennent un substratum osseux, la muqueuse, des vaisseaux et des nerfs. La muqueuse gingivale formée d'un épithélium pavimenteux stratifié est un prolongement de la muqueuse buccale, elle contribue à former le périoste alvéolo-dentaire et le ligament coronaire d'une part, et se réfléchit au niveau du collet de la dent pour former la gaine radiculaire ; elle diffère de la muqueuse buccale par son abondance en tissu conjonctif et par l'absence presque complète de tissu élastique, l'absence totale de glandes et la présence de volumineuses papilles vasculaires.

La **voûte palatine** appartient au massif du maxillaire supérieur, elle est prolongée en arrière par le voile du palais ; la muqueuse plus épaisse en avant qu'en arrière est blanchâtre ou rosée, très adhérente au périoste le long des arcades et sur le raphé médian, elle l'est moins au niveau de l'angle que fait la voûte palatine avec les arcades alvéolaires. L'adhérence est établie par des tractus fibreux qui circonscrivent des logettes occupées par des glandules ; une mince couche graisseuse sépare le plan glandulaire de la muqueuse qui présente les mêmes caractères que la muqueuse buccale en général. La muqueuse du voile du palais, n'a pas la même structure sur les deux faces ; celle de la face buccale, au point de vue embryologique provient de l'épithélium buccal, celle de la face postérieure de l'épithélium nasal ; la muqueuse de la face buccale est épaisse, lisse, de couleur pâle blanc-rosé, son épithélium est pavimenteux, stratifié, dans son derme on trouve un grand nombre de papilles, elle ne renferme pas de follicules lymphatiques ; la nappe glandulaire sous-muqueuse est très épaisse (Szontag a compté jusqu'à cent glandes acineuses sur la face buccale) ; ces glandes sont englobées dans un tissu conjonctif dense. L'épithélium pavimenteux stratifié qui les recouvre est séparé du tissu glandulaire par une mince couche adipeuse, il est de même nature que l'épithélium qui tapisse le reste de la cavité buccale.

B. — LES GLANDES SALIVAIRES

Les glandes salivaires sont au nombre de trois de chaque côté : la parotide, la sous-maxillaire et la sub-linguale.

La parotide est la plus volumineuse des trois glandes salivaires, elle est contenue dans la loge parotidienne située en arrière de la branche montante du maxillaire inférieur. La glande parotide a une coloration blanc-grisâtre sur le cadavre, légèrement rosée sur le vivant, son poids oscille entre vingt-cinq et trente grammes (Sappey, Henlé), son volume, entre vingt-huit et trente-huit centimètres cubes. Elle présente un canal

excréteur, le canal de Sténon, qui naît dans
l'épaisseur de la glande où il reçoit de nombreux
rameaux secondaires; il se dirige en haut, en

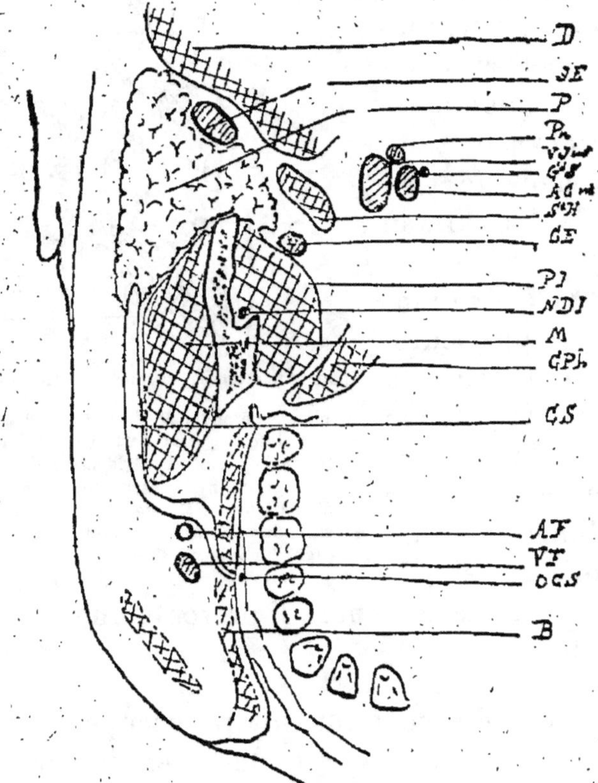

Coupe horizontale de la loge parotidienne au niveau du canal de Sténon.

D digastrique, JE Jugulaire externe, P parotide, Pn pneumogastrique, VJint
veine jugulaire interne, Gd grand sympathique, ACint artère carotide interne,
StH stylohyoïdien, CE carotide externe, PI ptérygoïdien interne, NDI nerf
dentaire inférieur, M masseter, CPh constricteur pharyngien, CS canal de
Sténon, AF artère faciale, VF veine faciale, OCS orifice du canal de Sténon, B buccinateur.

avant contourne le bord antérieur du masseter en passant en avant de la boule graisseuse de Bichat, traverse obliquement le buccinateur, et après un trajet de quelques millimètres, perfore la muqueuse buccale, pour s'ouvrir dans le vestibule buccal, au niveau de la première grosse molaire supérieure. La longueur du canal de Sténon varie de trente-cinq à quarante millimètres, son diamètre est de trois millimètres, enfin, il présente une paroi fort épaisse.

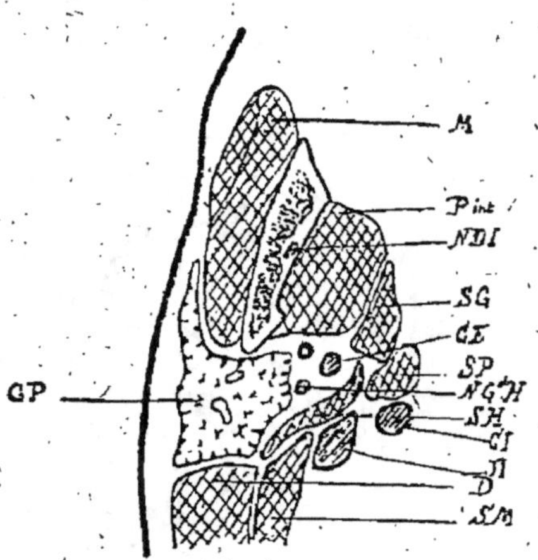

Coupe de la loge parotidienne partie inférieure.

G glande parotide, M Masseter, Pint ptérigoïdien interne, NDI nerf dentaire inférieur, SG styloglosse, SP stylopharyngien, NG^{d}H nerf grand hypoglosse, SH stylohyoïdien, digastrique, SM sterno mastoïdien. CE carotide externe, CI carotide interne, JI jugulaire interne.

La glande sous-maxillaire occupe la région sus-hyoïdienne, elle est placée en dedans et au-dessous du corps du maxillaire inférieur, dans l'anse du digastrique, en arrière du mylo-hyoïdien. Elle est contenue dans la loge sous-maxillaire dans laquelle elle est parfaitement libre, n'adhérant pas aux parois. Le poids moyen de la glande sous-maxillaire, d'après Sappey, est de sept à huit grammes, sa consistance, moins ferme que celle de la parotide, augmente avec l'âge. De coloration gris-brunâtre sur le cadavre, elle est

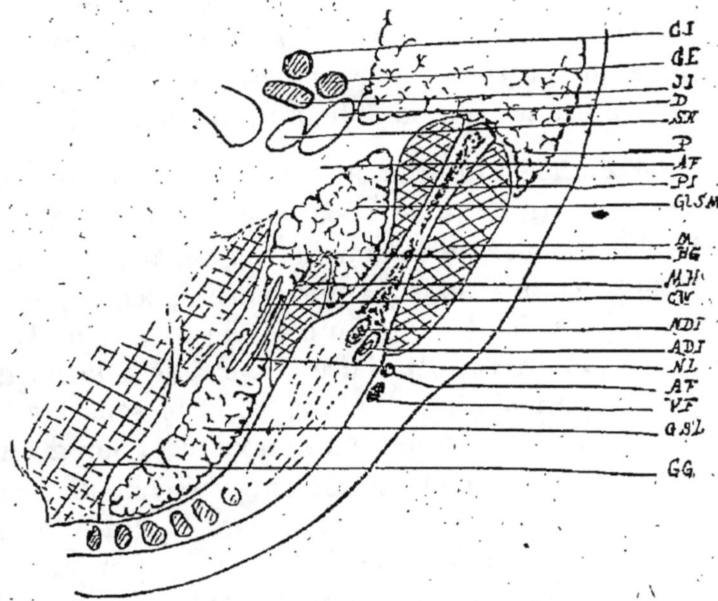

Coupe horizontale de la loge sous-maxillaire.

CI Carotide interne, CE carotide externe, JI jugulaire interne, D digastrique, JH stylohyoïdien, P parotide, AF artère faciale, P pterigoïdien interne, GISM glande sous-maxillaire, M masseter, HG hyoglosse, MH milohyoïdien, CW canal de Warthon, NDI nerf dentaire intérieur, ADI artère dentaire inférieure, NL nerf lingual, GSL glande sublinguale, GG génioglosse, VF veine faciale.

blanc-rosé sur le vivant. Son conduit excréteur porte le nom de canal de Warthon, il émerge à la partie moyenne de la face interne de la glande, il se dirige en avant et en dedans vers la partie inférieure du frein de la langue, puis se porte directement en avant sur une longueur de trois à quatre millimètres, traverse obliquement la muqueuse et s'ouvre dans là cavité buccale par l'ostium ombilicale, orifice qui occupe le sommet d'un petit tubercule, la caroncule salivaire. La longueur du canal de Warthon est de quatre à cinq centimètres, son calibre moyen de trois millimètres.

La glande sub-linguale est la moins volumineuse des trois glandes salivaires, elle est placée sur le plancher de la bouche, en dedans du corps de la mâchoire, sous la muqueuse buccale qu'elle soulève de chaque côté du frein de la langue. Elle est en plein tissu cellulaire lâche, elle a la forme d'un fuseau allongé, aplatie dans le sens transversal, parallèle au corps du maxillaire. Son grand axe a trois centimètres, son axe vertical, un centimètre, son diamètre transversal. cinq millimètres. Son poids varie de trois à cinq grammes. Les canaux excréteurs toujours multiples varient de quinze à trente. Ils s'ouvrent à la muqueuse buccale, suivant le grand axe de la glande ; parfois quelques-uns de ces conduits, se réunissent pour former le canal de Bartholin qui s'accole au canal de Warthon, et s'ouvre immédiatement à côté de l'ostium-umbilicale.

Les glandes salivaires, aussi bien que les glandes de Blandin, Nühn et de Weber, toutes les glandes muqueuses de la cavité buccale, ont une structure analogue; on peut les répartir en trois variétés au point de vue de la nature des cellules qui les composent, ainsi que des sécrétions que ces cellules élaborent :

1° Les *glandes séreuses ou albumineuses*;
2° Les *glandes muqueuses pures*;
3° Les *glandes mixtes*.

La glande parotide est une glande séreuse.

Les glandes sous-maxillaires et sub-linguales, sont des glandes mixtes.

Le type muqueux pur n'est représenté que par un certain nombre de glandules.

La parotide est une glande en grappe composée, divisée par des cloisons conjonctives en une série de lobules et de grains glandulaires. Le tissu glandulaire est constitué par des cavités secrétantes, les acini. Leur lumière est étroite, leur paroi formée par une membrane propre, tapissée intérieurement par une assise unique de cellules épithéliales de forme pyramidale. La cellule est normalement plus ou moins bourrée de grains réfringeants qui sont le principe actif de la salive (Nicolas).

Les glandes salivaires muqueuses pures, sont les glandules linguales et palatines, leurs acini sont des tubes tortueux ; en dedans de leur membrane est une couche de cellules pyramidales ou prismatiques, claires, transparentes, nuclées, contenant une substance claire et transparente elle-même, le mucigène.

Les glandes salivaires mixtes sont la sous-maxillaire et la sub-linguale. Ces glandes contiennent deux sortes d'éléments : les tubes sécréteurs sont constitués par des cellules muqueuses claires, présentant les caractères des cellules muqueuses pures ; les culs-de-sac glandulaires sont coiffés par des sortes de calottes protoplasmiques formées de cellules granuleuses sombres, se présentent sous la forme de croissants ou de demi-lunes, les *croissants de Gianuzzi*. Ce sont des masses de cellules séreuses beaucoup plus nombreuses chez l'homme que les cellules muqueuses.

C. — LE MILIEU BUCCAL

Le milieu buccal est constitué par la salive et par tous les éléments allogènes qui s'y trouvent en suspension. La salive est le mélange des produits de sécrétion des glandes salivaires. La formation de la salive, qui est continue, est plus abondante au cours de la mastication, elle est activée par les mouvements des mâchoires et les contractions musculaires, et par la présence et la saveur des aliments. Sa diminution et sa suppression répondent à un état pathologique. La salive mixte résulte du mélange des sécrétions des glandes parotidiennes, sous-maxillaires et sub-linguales, et du mucus buccal. La salive parotidienne est versée dans la bouche par le canal de Sténon, elle est fluide, limpide, plus

alcaline que la salive mixte, sa densité est de
1006. Après les repas, elle devient trouble par
précipitation d'un peu de carbonate de chaux;
elle se compose de :

Eau 99
Chlorure de sodium 0.21
Carbonate de soude . . . .) 0.12.
Phosphate de soude . . . .)
Albumine . . . . traces.
Sulfocyanure de potassium . . traces.

Elle transforme les matières amylacées en dextrine et en sucre.

La salive sous-maxillaire est un liquide clair,
visqueux, alcalin, de densité : 1003-1004; sa sécrétion se fait exclusivement pendant la gustation.
La glande sous-maxillaire est innervée par la
corde du tympan. La salive sous-maxillaire contient moins de principes actifs que la salive
parotidienne.

La salive sub-linguale très épaisse, très vis-
queuse, sert plus spécialement à agglutiner les
matières alimentaires. Claude Bernard l'appelait
salive de déglutition. Sa composition en éléments
fixes est sensiblement la même que celle de la
salive sous-maxillaire; mais, elle contient en plus
de la ptyaline.

La salive mixte renferme tous les éléments des
des trois salives dont elle est constituée, elle
transforme les substances amylacées en dextrine
et en sucre, poursuivant son action jusque dans

l'estomac; cette transformation semble due à la ptyaline ou diastase animale qui est un ferment soluble. La salive est douée de propriétés bactéricides étudiées d'abord par Sanarelli, puis par Müller, enfin par Hugenschmidt. La salive n'est pas, à proprement parler, douée d'un pouvoir bactéricide, mais elle est douée d'un pouvoir chimiotactique positif, c'est-à-dire que, mise en présence des innombrables microbes qui vivent dans la cavité buccale, elle provoque une diapédèse abondante de phagocytes.

D'autres auteurs, Cruet en particulier, préfèrent à cette théorie, la théorie mécanique. Pour ces derniers, la présence d'une plaie, d'une lésion accidentelle dans la cavité buccale excite la sécrétion glandulaire et les micro-organismes et leur sécrétion enrobés dans le mucus et dans l'épithélium sans cesse balayés hors de la cavité buccale, ne peuvent produire leurs effets nocifs.

CHAPITRE VII

LA CARIE — LES COMPLICATIONS DE LA CARIE

A. — CARIE DENTAIRE

La carie dentaire est une affection caractérisée par le ramollissement et la destruction progressive des tissus durs de la dent. Elle procède constamment de l'extérieur vers l'intérieur, creuse dans la couronne des cavités de plus en plus profondes qui rejoignent, tôt ou tard, la chambre pulpaire, détruisent peu à peu la totalité de la couronne et finissent même par envahir la racine (Redier).

Étiologie. — Il faut distinguer plusieurs sortes de causes à la carie : des causes prédisposantes, d'ordre général ; des causes prédisposantes locales ; des causes occasionnelles ; des causes déterminantes.

Les *causes prédisposantes d'ordre général* sont : l'âge, le sexe, la constitution, l'hérédité, la grossesse.

La carie peut affecter les dents temporaires comme les dents permanentes. Elle est rare avant la troisième année, pour les dents temporaires. Le maximum de fréquence pour les dents permanentes se manifeste entre treize et vingt-cinq ans.

Chez les adultes, les dents des femmes sont plus fréquemment atteintes que celles de l'homme. Magitot a établi que ce rapport était sensiblement de trois à deux.

Les sujets de constitution robuste présentent des tissus riches en sels minéraux et les dents riches en sels minéraux résistent mieux à la carie (Galippe).

P. Ferrier a établi que dans certaines régions de la Nièvre où l'eau est très bicarbonatée calcique, les paysans ont les dents fort dures, et presque indemnes de carie.

Les sujets à constitution affaiblie sont particulièrement prédisposés à la carie. Les dents permanentes subissent l'influence des affections de l'enfance et des troubles héréditaires qui ont pour effet de provoquer une diminution passagère ou permanente des sels minéraux de la dent, diminuant ainsi leur résistance à la carie. La croissance, le rachitisme, les maladies aiguës, la tuberculose et la syphilis héréditaire, la grossesse, l'allaitement, sont susceptibles de provoquer ces troubles.

Pour la première dentition, ce sont les accidents maternels qui, par leur retentissement sur le fœtus, conditionnent l'état des dents temporaires.

Causes prédisposantes locales. — La carie affecte dans la proportion de 3 à 2 les dents de la mâchoire supérieure. Elle se manifeste dans des anfractuosités naturelles ou accidentelles de la dent et secondement, dans les interstices dentaires. A ces causes, s'ajoutent des causes d'ordre général qui sont dues à des défauts de la structure de la dent, ou à un défaut dans la composition du milieu buccal.

Magitot, Galippe, P. Ferrier, ont mis particulièrement en valeur le rôle de la résistance minérale de la dent; pour ces auteurs, la dent est d'autant plus prédisposée à la carie, qu'elle est moins riche en sels minéraux.

Pour Black, Williams, Michaëls, Kirk, Johnson, le milieu buccal a une influence prépondérante sur la production de la carie, et ils s'attachent à établir le rapport existant entre le milieu buccal et l'état général.

Galippe a constaté que :

1° La densité dans les dents permanentes, s'accroît constamment depuis l'enfance et que les variations qu'elles subissent sont fonction des oscillations de la nutrition dans l'état de santé ou de maladie;

2° Que la densité des dents est d'autant plus grande que la dent est plus riche en sels minéraux.

Les troubles de la structure dentaire, auxquels Magitot, Galippe et P. Ferrier attribuent la carie, siègent dans les espaces interglobulaires de Czermak, véritables vacuoles de l'ivoire. Ils constituent ce que P. Ferrier a décrit sous le nom d'odontocie, manifestation ébauchée de l'ostéomalacie.

Le milieu buccal qui, pour les autres auteurs, est la cause efficiente de la carie, est constitué, par la salive, produit de la sécrétion de trois groupes de glandes salivaires; par le mucus buccal qu'élaborent les innombrables glandes qui tapissent la muqueuse buccale, par des cellules épithéliales des leucocytes, et des micro-organismes, qui, à l'état normal, vivent en saprophytes dans la cavité buccale.

La salive, normalement, entraîne et dilue les bactéries et les débris alimentaires, sa réaction alcaline neutralise les fermentations acides qui peuvent s'opérer dans le milieu buccal. Les leucocytes, par leur rôle phagocytaire, et les microbes saprophytes, dans la lutte pour l'existence, détruisent les microbes pathogènes. Que le milieu buccal vienne à être modifié par un trouble d'ordre général ou local, l'action microbicide du milieu buccal cesse, le rôle mécanique est aboli, la salive devient acide par défaut de la réaction alcaline, les microbes ne sont plus détruits, le milieu buccal, grâce à sa température : 37°-38° devient très favorable au développement des micro-organismes.

Enfin, à ces causes prédisposantes viennent s'ajouter des *causes occasionnelles* des fissures dues à une violence extérieure, ou à un changement brusque de température, l'usure physiologique normale, l'usure pathologique due à un défaut d'articulation ou au port des appareils prothétiques, les sub-luxations, les résorptions alvéolaires. Les gingivo-stomatites, les calculs sériques, les plaques gélatineuses, les agents chimiques dont certains comme l'alun, l'acide oxalique, les oxalates acides, agissent d'une façon exclusive sur l'émail, l'acide acétique, l'acide lactique, les tartrates acides et le tannin, plus spécialement sur l'ivoire et le cément.

Sous l'action des microbes qui vivent dans la cavité buccale se forment de l'acide acétique aux dépens de l'alcool ingéré, de l'acide lactique aux dépens du sucre et de certaines autres substances, de l'acide butyrique sous l'action du mycoderma-acéti, du bacillus-lacticus, du bacillus amylobacter.

Le vinaigre, certains fruits acides, le vin, le cidre, etc. donnent également dans la bouche des fermentations acides.

En dehors de ces causes générales, il ne faut pas oublier que certaines professions exposent ceux qui les exercent à des caries et à des troubles plus graves encore à cause de l'absorption des poisons qu'ils manipulent parmi lesquels le phosphore, le mercure, le plomb sont les plus dangereux.

Vignal a signalé dans la cavité buccale dix-neuf espèces microbiennes dont douze produisent la fermentation lactique.

Caries efficientes (microbiologie). — En 1881, Underwood et Miles ont établi les propositions suivantes :

1° On trouve constamment des microbes dans les canalicules des dents cariées ;

2° Ces micro-organismes provoquent des fermentations acides.

3° Il est impossible de reproduire la carie dans des conditions aseptiques.

4° En conséquence la carie est due aux acides produits par l'activité d'organismes, ces acides détruisent les sels de chaux tandis que la substance organique offre une matière et un milieu favorables aux germes eux-mêmes.

Ces propositions ont été vérifiées et complétées par Müller, Galippe et Vignal.

Galippe et Vignal ont isolé cinq espèces microbiennes :

1° Un bacille court qui liquéfie la gélatine et opère la fermentation lactique ;

2° un bacille étranglé en son milieu qui donne de l'acide lactique avec le lait ;

3° un bacille semblable au précédent, mais ne présentant pas d'étranglement qui est aérobie facultatif et donne du gaz en le cultivant sur gélatine ; il ne coagule pas le lait qu'il transforme en un liquide jaune-brun ;

4° un bacille très court et très mince qui liquéfie la gélatine, transforme la caséine du lait, donnant une odeur désagréable ;

5° un bacille arrondi aux extrémités qui liquéfie la gélatine, transforme le lait en un liquide
brun qui noircit avec le temps et répand une
odeur nauséeuse.

Müller a décrit cinq espèces de bactéries dans
les dents cariées, désignées par les lettres α, β, γ, δ, ε.

α apparaît en forme de chaînette tantôt comme
un diplocoque, tantôt comme un monocoque ; il
donne de l'acide lactique ;

β polymorphe affecte les formes de filaments
bâtonnets ou cocci. C'est pour Müller le vrai
micro-organisme de la carie ;

γ est un coccus très petit qui liquéfie très rapidement la gélatine ;

δ un coccus à développement lent qui liquéfie
également la gélatine ;

ε un bacille recourbé en virgule qui affecte
quelquefois la forme spiralée qui liquéfie aussi la
gélatine.

Enfin Müller, a décrit le *bacillus dentalis-viri-
dans* que l'on rencontre dans les couches superficielles de la dentine cariée. A ces micro-organismes, il faut ajouter diverses espèces de leptothrix qui vivent dans le milieu buccal. Le *leptothrix-buccalis* étudié par Charles Robin en 1847,
long filament de 1 μ de large sur quinze à cent de
long ; très commun dans la bouche, il se ren-

contre dans l'enduit blanchâtre qui recouvre la langue et le collet des dents, et dans les débris qui tapissent la cavité des caries dentaires. Müller a décrit le *leptothrix-buccalis-maxima*, le *bacillus-buccalis-maximus*, le *leptothrix-innominata* semblable au leptothrix-buccalis de Robin. En 1889, Arustamow décrit un leptothrix-anaérobie ; en 1897 Choquet fait des cultures pures de trois nouvelles espèces ; en même temps Vincentini découvre le *leptothrix-racemosa*, qui présente l'aspect de touffes blanchâtres fixées sur l'émail, au collet des dents et dans les espaces interdentaires.

Le processus de la carie peut donc être divisé en deux stades.

1° Décalcification de l'émail ;

2° Décalcification de l'ivoire.

Pour Müller, la carie dentaire évolue en deux périodes :

1° Décalcification des tissus durs ;

2° Fonte de la substance organique décalcifiée.

Le premier stade est dû à la présence des acides. Le second qui est une dissolution est propre à l'ivoire. C'est une digestion produite par les bactéries.

La carie est donc une affection chimico-parasitaire due à la présence de multiples micro-organismes.

La carie se divise en quatre degrés suivant la

profondeur des tissus atteints et les lésions qu'ils comportent.

Le premier degré = altération et décalcification de l'émail.

Le deuxième degré = destruction de l'ivoire sans dénudation de la pulpe.

Le troisième degré = destruction de l'ivoire avec dénudation de la pulpe (vivante et infectée).

Le quatrième degré = mortification et putréfaction de la pulpe.

CARIE DU PREMIER DEGRÉ

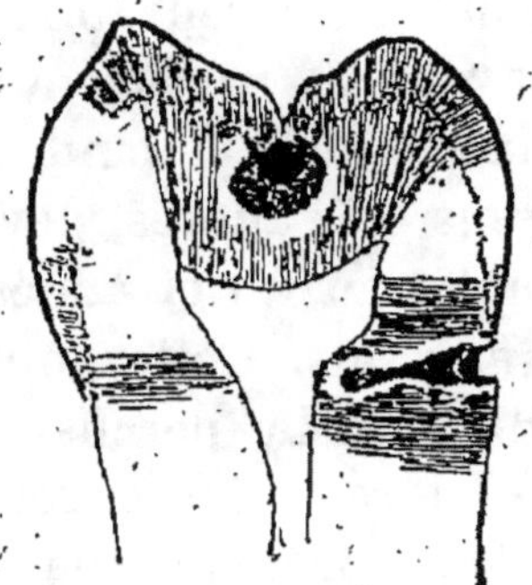

Caries de l'émail et de l'ivoire.

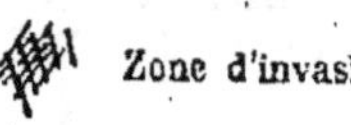

Symptômes. — L'émail de couleur jaunâtre ou grisâtre est opaque ; à la sonde exploratrice on sent des tissus friables ; le patient n'accuse aucune douleur, la marche de ces caries est rapide ou lente, la douleur apparaît quand la carie atteint la zone granuleuse.

Anatomie pathologique. — La cuticule de Nasmith a disparu ; le bord de la zone cariée est irrégulier, le fond de la lésion est garni de débris de prismes d'émail plus ou moins altéré, la colo-

ration est brune ou noirâtre. Les caries de l'émail
se manifestent uniquement sur les dents permanentes.

CARIE DU DEUXIÈME DEGRÉ

Symptômes. — La carie du deuxième degré
est caractérisée par l'apparition de la douleur
provoquée; la dent au niveau de la cavité est
colorée en jaune plus ou moins foncé, allant jusqu'au noir. La couche d'émail environnante prend
un aspect laiteux; à la sonde, les caries du
deuxième degré, donnent une sensation de
ramollissement. Les excavateurs soulèvent des
lames d'ivoire ramolli, insensibles quand elles
sont superficielles. Les tissus très altérés, deviennent de plus en plus sensibles au fur et à mesure
que l'on approche des tissus sains. Cette douleur
est passagère et ne s'irradie pas. La percussion à
l'extérieur de la dent est indolore et douloureuse à
l'intérieur; l'odeur est nulle; le froid provoque de
la douleur ainsi que la chaleur vive, la chaleur
modérée est bien tolérée. Les agents chimiques
provoquent fréquemment une douleur légère.

Anatomie pathologique. — L'orifice de la carie
plus ou moins étroit surplombe la cavité dentinaire, généralement sphéroïdale. La cavité contient macroscopiquement des débris alimentaires
et de la dentine ramollie. La réaction du contenu
au papier tournesol est acide. Au microscope, on

trouve des débris de prismes de l'émail, plus ou moins altérés, des lamelles d'ivoire colorées en jaune ou en brun, des cellules épithéliales détachées de la muqueuse buccale, de nombreux micro-organismes. Sous ces tissus altérés, un cône de dentine à base extérieure se différencie des tissus environnants, il est dû à la réaction de la pulpe qui, sous l'action des excitations extérieures, produit en abondance ce que Tomes appelle de la *dentine secondaire* ; phénomène analogue au processus d'ostéite condensante en pathologie osseuse. Autour de ce cône de dentine secondaire, se forme une zone transparente ; pour certains auteurs, ce serait de l'hyper-calcification, pour d'autres, une décalcification due aux réactions acides.

Kleinsorgen a vu dans ce phénomène, une dégénérescence graisseuse.

CARIE DU TROISIÈME DEGRÉ

La carie du troisième degré est une carie pénétrante, la pulpe est plus ou moins profondément atteinte, mais est encore vivante.

Le **début** peut être brusque, pénétration accidentelle d'un instrument dans la cavité pulpaire, ou faire suite à un trouble général, et, dans ce cas, apparaît brusquement la rage de dent. Le début est lent quand, peu à peu au cours d'un deuxième degré avancé, la pulpe s'infecte et que les manifestations de pulpite sub-aiguës apparaissent.

Symptômes fonctionnels. — Dans la pulpite sub-aiguë, la douleur est spontanée, quelquefois difficile à localiser, continue ou discontinue, provoquée par le froid ou le chaud, la pression, les substances acides ou sucrées. Souvent les phénomènes conjectifs de la tête viennent s'ajouter à ces symptômes.

Dans la pulpite aiguë, les douleurs très vives, pulsatiles, sont continues, avec des exacerbations très violentes, s'irradiant à tout le côté de la face et de la tête, en même temps se produisent de la salivation, du larmoiement, de la congestion de l'œil. La chaleur augmente la douleur, le froid la diminue, quelquefois enfin, dans les formes aiguës il y a de l'arthrite.

Inspection. — La pulpe quand elle est découverte accidentellement, est rosée; plus foncée dans les pulpites sub-aiguës, lie de vin dans les formes aiguës.

La dent est plus ou moins colorée, du blanc opaque au gris-rose. La gencive normale d'aspect dans les formes sub-aiguës est franchement rouge dans les formes aiguës. La sonde permet de reconnaître le point douloureux, la dentine est souvent peu sensible à l'excavateur; la dent est généralement sensible à la percussion, elle est légèrement mobile si l'arthrite est assez intense. L'odeur est d'autant plus nauséabonde que la nécrose pulpaire est plus avancée.

Complications. — Le malade ne mastiquant pas du côté atteint de pulpite, il se fait un dépôt de tartre et de mucosités sur les dents avoisinantes, la salivation peut être abondante et devenir une gêne, la langue et les joues peuvent être le siège de traumatismes ; enfin, il peut y avoir, avec les dents inférieures des troubles d'audition et des douleurs d'oreille ; avec les dents de la mâchoire supérieure il se manifeste quelquefois du larmoiement de la photophobie, du strabisme, des troubles de l'iris, de la rétine, de la choroïde. Les pulpites aiguës peuvent même provoquer chez les individus prédisposés, des crises hystériformes, des convulsions, du délire, du tic douloureux.

Anatomie pathologique. — Dans les caries du 3º degré, il y a à considérer deux cavités : la cavité de la carie proprement dite, et la cavité pulpaire ; elles sont réunies par un ou plusieurs orifices. Dans la forme sub-aiguë, la pulpe est légèrement hyperhémiée, les désordres du voisinage sont nuls ; dans la forme aiguë, la pulpe est congestionnée, rouge, les vaisseaux sont gorgés de sang, le moindre contact provoque une hémorragie. La pulpe fait quelquefois hernie par les orifices qui la font communiquer avec la cavité de

la carie, fréquemment il y a de l'arthrite par propagation de l'inflammation au ligament alvéolo-
dentaire. Abandonnée à elle-même, l'inflammation de la pulpe amène rapidement la fonte purulente de cet organe. L'irritation chronique de la
pulpe provoque la formation, dans l'intérieur
du tissu pulpaire, de nodules pulpaires ou odon-
tèles. La pulpe peut mourir par dégénérescence
graisseuse progressive. Enfin, la pulpe peut-être
hypertrophiée au point de faire hernie hors de
la cavité de la carie, elle a l'aspect d'une masse
molle, charnue, globuleuse, très vascularisée,
saignant facilement, mais peu douloureuse à la
pression et au contact. Ces phénomènes sont dus
en général à une irritation provoquée par des
aspérités que présentent les bords de la cavité
pulpaire et sur lesquelles frotte le moignon
pulpaire. Galippe, Vignal ont montré dans cette
forme de carie, trois espèces microbiennes : le
bactérium termo, le bâtonnet G décrit par Vignal
et le staphylococcus pyogènes aureus.

CARIE DU QUATRIÈME DEGRÉ

Dans la carie du quatrième degré, la pulpe est
morte et plus ou moins infectée.

Symptômes. — En dehors des complications, les
dents atteintes de carie du 4° degré, ne présentent
pas de symptômes fonctionnels.

Signes physiques. — Les signes physiques sont les suivants : la sonde introduite dans les canaux permet de constater une odeur plus ou moins fétide qui renseigne sur le degré d'infection : l'odeur est perçue même par le patient. Il faut en cathétérisant les canaux, éviter soigneusement, de dépasser l'apex ce qui provoquerait fatalement de l'arthrite aiguë et des accidents phlegmoneux plus ou moins graves. L'excavateur ne provoque aucune douleur. Les agents thermiques ou chimiques ne provoquent aucune réaction.

Anatomie pathologique. — Au point de vue anatomo-pathologique, la carie du 4ᵉ degré est caractérisée par l'aspect putrilagineux de la pulpe que l'on retire à l'état de fragments noirâtres quand elle n'est pas totalement éliminée. L'odeur varie avec le degré de l'infection, la dentine est plus ou moins ramollie, la dent peut être réduite à des fragments de racine, elle est grisâtre quand les tissus sont peu infectés, ardoisée ou noirâtre dans les dents ramollies et profondément infectées. Tous les tissus sont imprégnés par les micro-organismes et leur produit de sécrétion.

Bactériologie. — La putréfaction résulte de l'action de microbes de plusieurs espèces aérobies et anaérobies. On y rencontre le bacterium-termo (anaréobie). Müller y a rencontré de petits cocci, des bâtonnets gros, rectilignes et pointus, et des filaments; le streptocoque, le bacillus-ramosus-fragilis, le cocco-bacille de Veillon et Morax.

Complications. — La première de toutes les complications est l'arthrite alvéolo-dentaire, qui peut donner lieu à la fluxion, aux abcès, avec ou sans fistulation à l'hypercémentose, aux kystes radiculaires, à la nécrose partielle, à l'adénite, à la contracture musculaire et à l'empyème du sinus maxillaire. Enfin, il est des troubles généraux que l'on peut considérer comme le retentissement de caries du 4e degré, la cachexie buccale de Chassaignac, cachexie dentaire de Lejars.

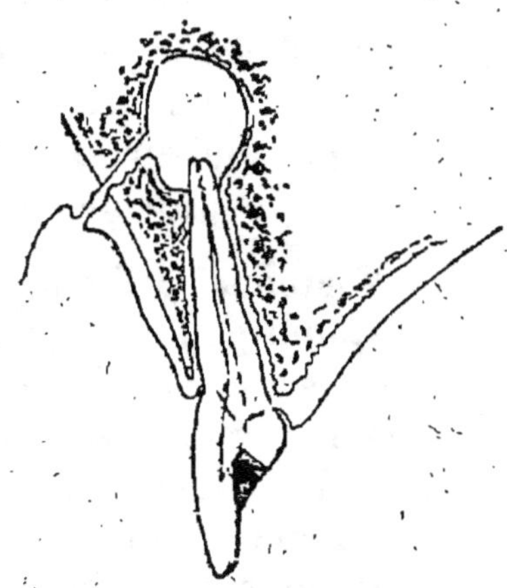

Abcès alvéolaire avec fistulisation
dans le vestibule buccal.

L'arthrite alvéolo-dentaire est la complication la plus fréquente de la carie du 4e degré, elle est caractérisée par l'inflammation du ligament qui unit la dent à l'alvéole. Deux voies s'offrent à l'infection, la voie gingivale, la voie apicale. Les infections pénétrant par la voie gingivale proviennent d'une piqûre due à une arête de poisson, à un cure-dent, à un poil de brosse à dent, à une épingle, qui provoquent un traumatisme au niveau de la gencive. Cette forme est légère et de peu de durée.

Les arthrites par voie apicale sont consécutives aux caries du 4° degré et peuvent être classées en arthrites sub-aiguës et en arthrites aiguës, sans suppuration, avec suppuration ou chroniques.

Arthrite sub-aiguë. — L'arthrite sub-aiguë se manifeste par une légère congestion des tissus articulaires, avec turgescence, des vaisseaux ligamenteux ; elle provoque de la gêne et une certaine tension au niveau de la dent malade, et, un besoin de mordre sur cette dent pour favoriser ainsi une décongestion active du ligament, ce qui amène un soulagement aux douleurs ressenties. La dent semble légèrement allongée et est sensible à la percussion.

Arthrite aiguë sans suppuration. — Dans l'arthrite aiguë sans suppuration, tous les symptômes exposés plus haut, s'accusent et le patient perçoit en plus une douleur pulsatile. Le contact de la langue, des dents de la mâchoire opposée, devient douloureux, le soulèvement de la dent hors de son alvéole est perceptible à la vue, la percussion est douloureuse, surtout quand on frappe dans l'axe de la dent, et, sur les dents multi-cuspidées, on peut se rendre compte ainsi de la racine plus spécialement atteinte. En percutant transversalement, un doigt placé sur le procès alvéolaire, on perçoit une mobilité qui se transmet par la racine, en même temps que le son est plus mat que sur une dent saine. La gencive est rouge, plus ou moins tuméfiée, douloureuse à la pression, plus spécialement au niveau de l'apex. La chaleur est mal tolérée.

Arthrite aiguë avec suppuration. — L'arthrite suppurée se distingue des formes aiguës et sub-aiguës par ce fait, que le ligament et la gencive environnants sont le siège d'une suppuration qui peut aboutir à la chute de la dent, ou rétrocéder, se localiser au sommet et passer à l'état chronique. A cette période, la sensibilité diminue, elle n'est plus perceptible que sur la gencive au niveau du sommet de la racine. De temps à autre, il se produit de petites poussées d'arthrite avec un léger état infectieux accompagné quelquefois d'inappétence, d'insomnie, de délire, de troubles nerveux, d'abattement, d'un faciès terreux, tous signes qui caractérisent la cachexie buccale de Chassaignac. Ces phénomènes peuvent même prendre l'allure d'une pyohémie avec phlébite des veines de la face et du cou et entraîner la mort.

B. — COMPLICATIONS DE L'ARTHRITE ALVÉOLO-DENTAIRE

Fluxion. — L'arthrite aiguë et l'arthrite de voisinage peuvent donner lieu à une infiltration œdémateuse du tissu cellulaire que l'on appelle *fluxion*; cet état fait suite à une ostéite légère de l'alvéole qui se propage au tissu conjonctif avoisinant.

Anatomie pathologique. — La fluxion commence par une infiltration de sérosité albumineuse qui se fait très rapidement, s'étend très loin, à cause de la laxité du tissu cellulaire, et se dissipe aussi vite. Cette masse séreuse peut être infectée et donner lieu à un phlegmon; si le phlegmon reste circonscrit, c'est un abcès, mais il peut se généraliser, et donner lieu au phlegmon diffus, avec fusée purulente très éloignée. A la mâchoire supérieure, quand la lésion porte sur les molaires et prémolaires, il y a œdème des paupières et de la fosse temporale; si l'infection porte sur les canines ou sur les incisives, il y a œdème de l'aile du nez et de la fosse canine correspondante.

Symptômes. — L'œdème de volume variable provoque la disparition des plis cutanés, la peau est rosée, lisse, tendue, la palpation provoque une légère douleur; cette infiltration dure de quatre à cinq jours, plus volumineuse la nuit que le jour, par suite de la position déclive. Assez rapidement, au niveau de la dent, cause de l'accident, se collecte un petit abcès que l'on ouvre au niveau du vestibule buccal; à la suite de cette intervention, l'œdème rétrocède rapidement.

Diagnostic. — Les lésions succèdent à une lésion dentaire, il n'y a pas de doute possible et l'on ne pourrait guère confondre qu'avec une dacryocystite ; mais, dans ce cas, l'infiltration est localisée à l'angle interne de l'orbite, et est mieux limitée, ou, avec un érysipèle de la face, mais l'infiltration est plus dure, la peau plus rouge, il y a un bourrelet caractéristique, et, de plus, des symptômes généraux accompagnés de fièvre et d'embarras gastrique ; ou, il s'agit d'un furoncle de la face, il y a eu dans ce cas un bouton caractéristique qui a précédé l'œdème ; enfin l'œdème pourrait être pris pour une tumeur, mais dans ce cas l'évolution est beaucoup plus lente, et tout à fait apyrétique.

L'abcès consécutif à une lésion alvéolo-dentaire peut s'ouvrir à la gencive, s'il suit le ligament, mais cette forme est rare. L'abcès est en général vestibulaire, quelquefois palatin, rarement il se fait jour vers le vestibule et le palais à la fois. Le pus, après avoir détruit le périoste alvéolaire, s'infiltre dans le tissu spongieux, y provoquant de l'ostéite, gagne la face profonde du périoste vestibulaire qui s'enflamme, gonfle, s'ouvre, transmettant l'inflammation au tissu gingival, donnant lieu à l'abcès en bouton de chemise de Velpeau. Enfin, l'abcès peut, cheminant plus profondément que le sillon vestibulaire, s'ouvrir à la peau. L'abcès peut, une fois ouvert, évoluer vers la guérison ou la fistulisation. Le trajet fistuleux peut être plus ou moins long ; à la muqueuse, l'orifice fistuleux se présente généralement sous l'aspect d'une papille du sommet de laquelle sourd le pus. A la peau, l'orifice a l'aspect d'une dépression en cul de poule, sans modification des tissus cutanés environnants, ou bien d'une petite boursouflure violacée, à peau mince, s'ouvrant par un ou plusieurs orifices.

L'ostéite qu'occasionne l'abcès est douloureuse, tant que la fistule ne s'est pas ouverte, mais sitôt que le pus s'écoule et tant que la fistule reste ouverte, il n'y a pas de douleur. La nécrose due à l'abcès est généralement insensible, limitée, et ne donne pas lieu à l'élimination de parcelles osseuses. Quelquefois, cependant, la paroi alvéolaire s'élimine partiellement et l'on peut même constater, après des suppurations graves, des nécroses étendues, avec élimination de séquestres volumineux. Elle s'observe généralement sur des sujets atteints de tares générales : albuminurie, diabète, phosphaturie, saturnisme, syphilis, alcoolisme, surmenage.

L'arthrite chronique peut donner lieu à une prolifération anormale de cément qui provoque une résorption de l'alvéole qui cède devant l'hyper-cémentose, mais ne se soude jamais au cément.

Adénite. — Au cours d'une arthrite alvéolodentaire, un ou plusieurs ganglions peuvent s'enflammer. En général, l'adénite est sous-angulo-maxillaire, mais elle peut être parotidienne ou génienne (pré-massétérine). De plus, elle peut prendre la forme aiguë ou chronique. L'état aigu donne lieu à l'adéno-phlegmon ; à l'état chronique, on les rencontre plus spécialement chez les sujets débiles ou scrofuleux, porteurs de lésions bacillaires ; si bien que l'on peut se demander si la dent, cause de l'infection, n'a pas servi de porte d'entrée aux micro-organismes de la tuberculose.

Contracture musculaire ou trismus. — Quand la lésion dentaire porte sur les molaires, l'inflammation peut atteindre le tissu cellulaire interposé entre les faisceaux musculaires donnant de la myosite interstitielle. Si l'inflammation gagne la fibre musculaire, elle donne lieu à de la myosite parenchymateuse. Ces deux états engendrent du trismus.

Kystes. — L'inflammation chronique du sommet radiculaire et la rétention des produits infectieux, déterminent la formation d'un kyste au sommet de la racine. Cette néo-formation a été surtout bien étudiée par Magitot et Malassez. Redier de Lille lui a donné le nom de granulome simple, abcédé ou kystique.

Anatomie pathologique. — Après une extraction on remarque, au sommet de la racine, une petite tumeur kystique à parois cellulo-fibreuses, formées d'un épithélium pavimenteux, tantôt simple, tantôt stratifié. La face externe est en rapport avec la paroi osseuse de l'alvéole, la racine à laquelle est fixée le kyste est toujours atteinte ou d'hyper-cémentose, ou de cémentite raréfiante, et son extrémité plonge dans la cavité kystique. Le contenu de la poche, séreux, peu abondant, peut devenir purulent, à la suite d'une infection secondaire venue par le canal dentaire.

Pathogénie. — La théorie épithéliale de Malassez fait naître le kyste des débris du cordon épithélial de l'organe de l'émail. La théorie périostale de Magitot fait venir le kyste de ce qu'il croyait être le périoste dentaire. Sous une influence quelconque (suivant Cruet, une infection microbienne particulière), cheminant presque toujours par le canal dentaire, les débris épithéliaux se mettraient à proliférer et donneraient lieu tantôt à une tumeur maligne, tantôt à des kystes péri-dentaires (Verneuil, Reclus), tantôt à des kystes para-dentaires (Malassez). Ces néo-formations, au cours de leur développement, voient leurs cellules centrales se fondre et donner naissance à un liquide séreux, les cellules périphériques constituant les parois du kyste. Le liquide augmentant, la tumeur comprime les parois osseuses, ses parois propres entrent en contact avec le sommet des racines auxquelles elle adhère, venant avec la racine au cours d'une extraction quand elle est petite, restant fixée à la coque osseuse quand elle est volumineuse.

Redier de Lille, à la suite de recherches en série, a donné une nouvelle description anatomopathologique des kystes radiculaires auxquels il assigne quatre formes qui sont en réalité quatre stades de l'évolution de ces tumeurs :

1° Le *granulome simple*, amas de tissu de granulation coiffant le sommet de la racine ;

2° Le *granulome avec bourgeonnement épithélial*, semblable au précédent, mais traversé de bandes épithéliales qui s'anastomosent entre elles ;

3° Le *granulome abcédé* avec paroi simple ou contenant des bourgeons épithéliaux ; à ce stade, au centre du granulome, est une cavité qui coiffe le sommet de la racine et dont le contenu s'échappe ou par le canal radiculaire, ou par une fistule ;

4° Le *granulome kystique* avec paroi épithéliale. La poche centrale tapissée par un revêtement épithélial, contient peu ou pas de pus.

Redier considère donc les masses épithéliales contenues dans le kyste radiculaire comme des formations accidentelles effectuées au sein et aux dépens d'une néoplasie inflammatoire, par bourgeonnement des débris épithéliaux.

Étude clinique. — Le kyste radiculaire est la plupart du temps une complication des caries du 4ᵉ degré, il se rencontre avec le maximum de

6

fréquence, à l'âge adulte ; il évolue en deux périodes, une période latente et une période de déformation. La marche est lente, sub-aiguë, indolente, avec des alternatives de calme et de souffrance modérée. En général, quand le kyste a atteint un certain volume, il s'enflamme, s'ouvre et se termine comme un abcès. Le kyste peut ne pas s'enflammer et prendre des proportions telles qu'il déforme la face ; il contient, dans ce cas, un liquide louche, jaune pâle, chargé de cholestérine. Les kystes peuvent être vestibulaires, linguaux ou vestibulo-faciaux. A la mâchoire supérieure, ils peuvent évoluer vers la cavité nasale, ou vers le sinus.

Symptômes fonctionnels. — La douleur est comparable à celle de l'arthrite alvéolo-dentaire ; elle ne se modifie pas sous l'action des agents thermiques, elle est plutôt moindre quand les kystes sont volumineux ; elle est plus vive, chez les femmes, au moment de leurs règles.

Symptômes physiques. — Quand le kyste est petit, il peut passer inaperçu ; quand il atteint un certain volume, on perçoit dans le vestibule une tuméfaction arrondie qui peut atteindre la grosseur d'un œuf.

Palpation. — Le kyste, en se développant, soulève et amincit la paroi osseuse, qui peut donner une sensation de résistance ou fléchir sous le doigt comme le ferait un ballonnet de celluloïd, ou même manquer au niveau de la partie la plus saillante, et, dans ce cas, on délimite avec le doigt, le bord de la cavité osseuse, et l'on perçoit une fluctuation profonde due au liquide contenu dans la poche. La dent, qui est en rapport avec le kyste, peut devenir mobile et la percussion pratiquée sur cette dernière provoque une légère douleur.

Diagnostic. — Quand la tumeur est petite, il est difficile de distinguer un kyste radiculaire de l'arthrite, les signes étant très voisins et coexistant souvent. S'il y a fistulisation, le stylet pénètre dans une cavité à paroi molle ne donnant pas la sensation de l'os dénudé et rugueux. Quand le kyste est volumineux, il est facile de le distinguer de l'abcès dentaire dont l'évolution est rapide, les symptômes aigus accompagnés de fluctuation et d'engorgement ganglionnaire. On peut le confondre quand il est de moyen volume et dur, avec une exostose, mais cette déformation ne se produit que chez les goutteux, les syphilitiques, ou à la suite d'un traumatisme.

Les fibromes sont indolores, élastiques, de consistance égale; l'odontome est extrêmement dur. Les sarcomes et les carcinomes forment sur le maxillaire une tumeur fusiforme, saillante du côté vestibulaire et du côté lingual, accompagnée de réaction ganglionnaire précoce et de douleurs violentes.

Enfin, il convient de distinguer les kystes radiculo-dentaires des kystes folliculaires. Ceux-ci évoluent dans la première moitié de la vie et s'observent en dehors de toute lésion dentaire.

Pronostic. — Le pronostic est bénin, mais la récidive est fréquente, et, dans ce cas, on peut observer la transformation en kyste multi-loculaire et, même en épithélioma, du kyste radiculo-dentaire.

Traitement. — Les petits kystes sont justiciables de la résection apicale; les gros doivent être énucléés sous anesthésie locale à la cocaïne. Au cours de cette intervention, on doit, quand le kyste est énucléé, en totalité voir la paroi osseuse à nu, on est certain, de la sorte, qu'il ne reste aucun débris épithélial susceptible de provoquer une récidive. Après nettoyage à la curette s'il est besoin, il convient de faire un léger tamponnement pour assurer l'hémostase, tamponnement qui ne doit pas durer plus de douze ou vingt-quatre heures. Il ne faut jamais fermer la plaie vestibulaire qui assure un bon drainage, même dans le cas ou au cours de l'intervention, la muqueuse sinusale, accolée à la paroi kystique, a été accidentellement ouverte (Sebileau).

Tout récemment le professeur Retterer a émis sur la carie et sur l'évolution de cette lésion, des hypothèses fort intéressantes et tout à fait nouvelles.

D'après les anciens auteurs, dit-il, l'émail de provenance épithéliale, serait le premier en cause. « Mal conformé, ou incomplètement développé, il présenterait quelques fissures par où pénétrerait le microbe pour attaquer la dentine d'origine conjonctive », les lésions de la dentine seraient toujours secondaires; quant à la pulpe, elle ne ferait que réagir aux excitations ou irritations des parties dures.

Or, pour Retterer, les phénomènes sont tout différents; se basant sur ce fait que : le protoplasma a pour caractéristique, non seulement de changer de forme et de structure, mais aussi d'élaborer des produits différents suivant le milieu et suivant les facteurs externes ou internes qui agissent sur lui, il arrive à cette conclusion que la cellule dentaire, molle au début, puis demi-flexible, prend la consistance que nous lui connaissons, et que, en particulier, quand elle a acquis les caractères de l'émail, elle est si dure, qu'elle fait « feu au briquet ». L'émail n'est donc « que le dernier stade évolutif de la dentine qui subit l'action des actions physiques », « la dentine est la portion périphérique et hypertrophiée de l'odontoblaste ».

L'odontoblaste ne se développe que dans certaines conditions. « C'est une cellule conjonctive qui, pour devenir odontoblaste, a besoin d'être nucléée et enserrée par une coiffe épithéliale; ensuite, elle s'hypertrophie, s'organise, se différenciant en une trame réticulée, et une masse amorphe qui ne tarde pas à se charger de sels calcaires, la dentine ». « Une fois formée, la dentine qui est et reste vivante, doit être soumise à l'attrition. A défaut d'excitation extérieure, l'odontoblaste se rapetisse et s'atrophie, et la dentine qu'il a élaborée, dégénère à son tour ».

C. — CONCLUSION (Retterer).

La carie est une régression lente des divers tissus dentaires, aboutissant à leur destruction ou à leur mortification. Les phases de cette involution sont les suivantes :

1° Réduction de la couche odontoblastique ;

2° Mortification du protoplasma odontoblastique, devenant plus granuleux et très pauvre en hyaloplasma ;

3° Développement d'une dentine de constitution délicate, incapable d'évoluer en émail résistant.

Ce dernier fait permettant d'expliquer la désagrégation et la destruction de ce tissu sous l'action des agents physiques chimiques ou microbiens.

Pour Retterer, il n'est pas douteux que ces phénomènes qui débutent dans l'odontoblaste, ont pour cause essentielle deux facteurs : mauvais état général, d'où insuffisance dans la nutrition de l'odontoblaste. Tous les états qui abaissent la nutrition générale, diabète, maladies infectieuses, période de croissance, gravidité, etc., les maladies locales de la bouche, le manque d'attrition, diminuent la vitalité des odontoblastes et favorisent la production d'une dentine et d'un émail plus vulnérables et plus altérables par les agents physiques chimiques et microbiens.

Pour prévenir la carie, ou arrêter la carie à son début, il faut :

1° Améliorer et relever l'état de la nutrition générale ;

2° Augmenter l'attrition par l'usage d'aliments durs qui exigent une trituration énergique ; d'autre part, il est indiqué de diminuer l'acidité de la salive et la virulence des bactéries par les soins de propreté.

CHAPITRE VIII

SINUSITE MAXILLAIRE. — COMPLICATION DENTAIRE

SUPPURATIONS DU SINUS MAXILLAIRE

Le sinus maxillaire représente comme nous l'avons vu, une pyramide triangulaire à base supérieure, à sommet inférieur en rapport avec l'arcade dentaire plus particulièrement avec la première et la deuxième grosse molaire.

La cavité du sinus est tapissée d'une muqueuse qui fait suite à la muqueuse pituitaire et qui, quelquefois, se trouve soulevée par les racines qui font saillies dans la cavité du sinus.

Sinusite aiguë : **Symptômes et diagnostic.** — La sinusite aiguë est presque toujours d'origine nasale. Mais on ne pourra certifier l'origine purement nasale d'une suppuration du sinus maxillaire qu'après avoir examiné scrupuleusement l'appareil dentaire du maxillaire correspondant. Une carie infectée peut présenter un abcès, qui, s'étant ouvert dans le sinus, a laissé une fistule dont le pus peut alors s'écouler par l'ostium du sinus dans le méat moyen, et simuler une sinusite, même en dehors de toute suppuration de la muqueuse sinusale qui peut s'enflammer secondairement et suppurer pour son propre compte. Il y a eu, dans ce cas, empyème du sinus, c'est-à-dire, ouverture d'une suppuration d'origine dentaire, dans le sinus et secondairement, sinusite.

L'empyème du sinus selon Lermoyez, est le séjour passager de pus de provenance exogène dans la cavité du sinus, tandis que la sinusite maxillaire est une infection primitive du sinus avec suppuration endogène.

Il y a de faux empyèmes du sinus, un kyste, un abcès dentaire évoluant à l'extrémité d'une racine, peut, en se développant, faire saillie dans la cavité du sinus décollant devant lui la muqueuse sinusale qu'il soulève, et remplissant quelquefois entièrement la cavité de l'antre.

La diaphanoscopie, c'est-à-dire l'examen pendant l'illumination du sinus par approche d'une source de lumière électrique appropriée, donne une opacité qui peut être limitée par deux bandes claires verticales, quand l'abcès ou le kyste n'ont pas encore complètement rempli la cavité sinusale. Le pus, malgré le niveau apparent élevé du liquide ne s'écoule pas par le méat, contrairement à ce qui se produit dans la sinusite franche, cependant la ponction ramène du pus. Si l'on examine le système dentaire avec soin, on constate la présence d'une carie infectée ou d'une périostite du rempart alvéolaire, conduisant le stylet sur une surface osseuse dénudée; si l'on pratique une ponction par cette voie, il s'écoule du pus ou un liquide kystique, si l'on pousse une injection dans la cavité elle ne ressort pas par le nez. Il n'y a donc ni sinusite, ni empyème du sinus, l'empyème étant l'ouverture dans le sinus d'une collection qui y séjourne d'une façon temporaire par analogie avec l'empyème pleural.

Une racine ou un sequestre alvéolaire inclus sous la gencive peuvent donner lieu aux mêmes symptômes. L'examen attentif du procès alvéolaire permettra de déceler un pertuis où peut s'engager un stylet qui rencontrera dans la profondeur le débris de racine ou le séquestre cause de la suppuration.

Des dents obturées peuvent présenter de l'infection latente, une dent même d'apparence saine peut contenir une pulpe morte et atteinte de gangrène pulpaire spontanée. Il convient dans ce cas de désobturer et d'examiner les canaux pour voir s'ils ne présentent aucun signe d'infection, ou de trépaner la dent d'apparence saine, après l'avoir examinée par diaphanoscopie pour traiter les canaux remplis de débris pulpaires en putréfaction. La transillumination de la dent, quand cette dernière paraît opaque, est un signe certain de mortification pulpaire.

Enfin, plus rarement, la poly-arthrite alvéolo-dentaire, peut donner lieu à de l'inflammation et à une suppuration sinusale par propagation de l'arthrite suppurée à la région apicale de la dent et de là, par voisinage, au travers du plancher plus ou moins mince, à la muqueuse du sinus. Il faut donc, dans ce cas, examiner avec soin tous les clapiers gingivaux, aussi haut que le décollement le permet, et s'assurer qu'il n'y a pas de rapport avec le plancher du sinus.

Pronostic et traitement. — La suppuration d'origine dentaire est d'un pronostic généralement bénin et cède aux soins appropriés, quand il s'agit d'une carie infectée ou d'une dent atteinte de gangrène pulpaire, en associant au traitement de la dent en cause, un traitement par les voies nasales. Si le traitement rationnel ne donne pas de résultat, l'extraction simple fera souvent disparaître tous les accidents sinusaux ; en cas d'insuccès il faut pratiquer des lavages soit en passant par la voie nasale, soit, en profitant de l'alvéole ouvert par le processus inflammatoire dans le sinus, et dont la perforation se trouve fort heureusement au point le plus déclive.

En aucun cas, il ne faut placer de drains métalliques, la facilité avec laquelle on peut ponctionner l'alvéole, a fait condamner cette pratique nuisible parce qu'elle éternise les sinusites chroniques. Si au bout d'un certain temps, la suppuration n'a pas cédé aux lavages, le cas relève de la cure radicale, c'est-à-dire, du curettage des fongosités qui se réalise en trépanant largement la fosse canine. Quand la surface osseuse paraît nette, on ferme l'ouverture buccale par quelques points de suture, et on pratique, dans la paroi nasale, au niveau du plancher des fosses nasales, une large ouverture pour détourner le drainage de la cavité par cette nouvelle voie; (Caldwell, Luc) ou bien, sans suturer l'ouverture buccale, on laisse le drainage s'effectuer largement par la fosse canine (Desault, Sébileau).

CHAPITRE IX

LÉSIONS TRAUMATIQUES DES DENTS

Les dents peuvent présenter des lésions, légères fêlures ou craquelures de l'émail qui surviennent à la suite de chocs légers ou de changements brusques de température, et constituent chez les sujets prédisposés une porte ouverte à la carie. Mais, ce ne sont pas à proprement parler des traumatismes. On distingue trois sortes de lésions traumatiques des dents : les fractures, les luxations et l'usure des dents.

A. — FRACTURES

Les fractures des dents se distinguent, d'après Cruet, en fractures incomplètes non pénétrantes et en fractures complètes pénétrantes. Magitot y ajoute les fractures comminutives.

Fractures incomplètes. — Les fractures incomplètes sont fréquentes chez les enfants et siègent sur les incisives, qui sont les plus exposées au cours des chutes sur des objets durs, auxquelles sont sujets les enfants. Si la fracture est superficielle elle est, pendant quelque temps, le siège de légères douleurs au contact, que là formation de dentine secondaire atténue rapidement ; elle est également sensible à la percussion. Quand le trait de fracture passe trop près de la chambre pulpaire, la pulpe peut s'enflammer et mourir, après une crise de pulpite aiguë entraînant nécessairement la trépanation de la dent et le traitement rationnel des canaux.

Fractures complètes. — Dans cette catégorie de traumatisme, le trait de fracture passe par la chambre pulpaire, il y a, alors, pulpite aiguë et la pulpe si elle n'est enlevée peut s'infecter et donner lieu à des accidents infectieux. Ces traumatismes se produisent sur les incisives, mais ils ont souvent pour sièges les molaires et les prémolaires. Les fractures qui se produisent sur ces deux dernières dents sont soit verticales, soit horizontales, soit obliques. Le déplacement des fragments est peu important. Ces fractures s'accompagnent toujours d'une douleur très vive et, souvent, d'une hémorragie pulpaire due au traumatisme de la pulpe, d'hémorragies gingivales ou articulaires. Si l'hémorragie est purement gingivale ou articulaire, on peut avec certains auteurs (Duval, Tomes) espérer par l'immobilisation des fragments la formation d'un cal analogue au cal osseux, formé de dentine secondaire et de cémentite condensante. Mais cette forme de réparation est rare, même impossible pour bien des auteurs. Ces fractures se produisent plus spécialement à l'occasion de la mastication sans qu'il soit nécessaire d'un choc très violent, chez des individus à dents fortement calcifiées et de vitalité ralentie, comme on les rencontre chez les arthritiques.

Fractures comminutives. — Les fractures comminutives sont celles qui sont produites par un traumatisme violent. Elles affectent en général plusieurs dents qui sont réduites en multiples fragments : Les tissus de voisinage sont dilacérés, les hémorragies, fréquentes. Ces accidents sont justiciables de l'extirpation de tous les débris radiculaires et des fragments osseux insuffisamment adhérents et, par suite, susceptibles de se mortifier.

Contusion des dents. — Un choc extérieur peu violent, une articulation défectueuse provoquant un contact anormal, sont l'occasion d'un traumatisme dont la répétition peut provoquer la mortification de la pulpe avec toutes ses conséquences.

Lésion traumatique de l'articulation alvéolodentaire. — Les traumatismes portant sur les dents provoquent toujours, en même temps qu'ils fracturent la dent, une contusion de l'articulation, en général sans gravité ; mais le traumatisme articulaire seul peut exister sans fracture. La guérison est en général spontanée et rapide, la contusion se traduit par un peu d'ébranlement, de la douleur sourde et de sensibilité à la percussion de la dent qui rend un son mat.

B. — LUXATIONS

Luxation incomplète. — Dans la luxation incomplète, le ligament est plus gravement atteint et partiellement déchiré, cet accident s'accompagne de déplacement de la dent, dans son alvéole, celle-ci est extrusée, anormalement mobile, douloureuse au contact, et l'on peut observer une hémorragie qui sourd au niveau du collet de la dent. Le patient se présente la bouche entr'ouverte de peur de toucher la dent traumatisée avec celle de l'arcade dentaire opposée, il redoute même de la toucher avec la langue, tant les douleurs provoquées sont vives. Si le traumatisme a été très violent, les vaisseaux radiculo-dentaires peuvent être sectionnés et doivent être enlevés après trépanation de la dent parce qu'il est rare que l'infection secondaire, avec tout son cortège symptomatique, ne s'installe pas après ces traumatismes.

Luxation complète. — Dans la luxation complète, le ligament est totalement dilacéré, et le déplacement total de la dent hors de l'alvéole est la règle. Souvent même, l'alvéole est fracturée, et en général plusieurs dents sont atteintes. Il est possible, quand l'alvéole est respectée, de tenter la réimplantation, après avoir pris toutes les précautions que nécessitent cette intervention.

C. — USURE DES DENTS

L'usure des dents est un traumatisme chronique que provoque le frottement des dents surtout dans l'acte de la mastication. On la remarque sur les dents antérieures plus spécialement, et au niveau des tubercules des molaires ; elle peut aller du degré le plus minime jusqu'à provoquer l'ouverture de la chambre pulpaire et déterminer des accidents douloureux inflammatoires, infectieux même du côté de la pulpe.

Pour Cruet, c'est dans la constitution même de l'organe que la cause de cette lésion doit être cherchée « Nous croyons, dit-il, que les dents qui s'usent sont les dents frappées d'une sorte de vieillesse prématurée, c'est-à-dire, des dents dont la vascularisation de la pulpe et du ligament est amoindrie et dont la substance calcaire a pris le pas sur la substance organique, avec diminution à la fois de la cavité pulpaire et du calibre des canalicules. Les ligaments sont plus fibreux, plus durs, moins souples ; il n'est pas jusqu'au tissu alvéolaire lui-même qui ne soit plus épais, plus dense, plus calcaire. On peut remarquer, en effet, que les dents qui s'usent sont les plus adhérentes, les plus difficiles à extraire ». Enfin, il faut ajouter que ces lésions sont plus fréquentes chez les arthritiques.

CHAPITRE X

MORTIFICATION PULPAIRE SANS CARIE

—

Causes. — On observe assez fréquemment des cas de mortifications pulpaires sans carie. Ce sont des gangrènes en apparence spontanées, mais dues comme toutes les gangrènes à un traumatisme violent : Écrasement, brûlure, caustique, ou à des troubles circulatoires, ou à une altération du sang, ou à des troubles trophiques :

1° Mortification pulpaire par gangrène vasculaire. — Les mortifications pulpaires par gangrène vasculaire sont causées par un traumatisme brusque, une luxation, qui entraîne la rupture du cordon vasculo-nerveux, au niveau de l'apex. Le curettage du sinus au cours de la cure radicale d'une sinusite peut, par la section des vaisseaux qui courent sous la muqueuse sinusale, amener la mortification de la pulpe par ischémie. Le traumatisme répété que provoque une articulation vicieuse, l'artérite oblitérante, ou une thrombose veineuse dans la région apéxienne, la mobilité anormale des dents atteintes de poly-arthrite peuvent causer la mortification de la pulpe ;

2° *Mortification pulpaire par gangrène d'origine dyscrasique.* — Les intoxications, le saturnisme, l'alcoolisme, l'hydrargyrisme, les troubles de la nutrition, le diabète ; les infections, la fièvre thyphoïde, la grippe, la syphilis peuvent amener au même titre qu'ils occasionnent des nécroses en d'autres parties de l'organisme, la mortification pulpaire par gangrène ;

3° *Mortification pulpaire par gangrène d'origine nerveuse.* — Il n'est pas invraisemblable de penser qu'il existe des gangrènes pulpaires ayant le même mécanisme que les gangrènes symétriques des extrémités. On observe fréquemment des mortifications pulpaires sans carie chez les vieillards et les tabétiques qui peuvent avoir ces origines pour cause.

Symptômes. — Les gangrènes pulpaires sans carie sont parfois aseptiques et passent longtemps inaperçues, elles s'infectent secondairement par la pénétration, au niveau des fêlures causées par le traumatisme, de micro-organismes ou, par l'extension, à la région apexienne des foyers microbiens, comme dans la pyorrhée alvéolaire. D'autres sont méconnues moins longtemps parce que la cause de la mortification est une endartérite ou une thrombose septique qui provoque toute la symptomologie des accidents infectieux de la pulpe. Les dents mono-radiculaires sont le plus fréquemment atteintes, et plus particulièrement les incisives inférieures dont la circulation est terminale.

Signes fonctionnels. — Nuls, quand il s'agit d'un traumatisme, ils sont précédés de douleur de pulpite quand il s'agit de gangrène consécutive à une poly-arthrite alvéolo-dentaire. La diaphanoscopie en chambre noire, permet de constater que les dents atteintes de gangrène pulpaire sont plus opaques, mais, cependant, certaines dents mortes gardent leur transparence. Les dents atteintes de gangrène sont insensibles au froid intense ou à la chaleur vive du cautère. Malgré que ces signes soient caractéristiques la trépanation exploratrice est la méthode de choix. Souvent les gangrènes pulpaires sont suivies de phénomènes infectieux ; quand il y a arthrite, il peut se produire de l'arthrite suppurée apexienne, ordinairement torpide, et donnant lieu fréquemment à des fistules ; mais, tous ces phénomènes sont si peu accusés que la lésion peut passer longtemps inaperçue, et ne se manifester que dans le cas où la fistule vient à s'obstruer. On peut aussi constater des troubles vaso-moteurs résultant de l'irritation du tri-jumeau.

Le diagnostic des gangrènes pulpaires sans carie, aisé quand il y a coloration de la couronne, et opacité à l'éclairage, est difficile quand ces signes font défaut et obligent à pratiquer une trépanation exploratrice dans ce cas. Les mortifications pulpaires sans carie des incisives inférieures donnent lieu à des fistules sous-mentonnières, dont l'orifice recouvert d'une croûtelle brunâtre a l'apparence d'une fistule tuberculeuse ; aussi, dans ce cas spécial, faut-il, avant tout, examiner avec soin les dents de la mâchoire inférieure.

CHAPITRE XI

ARTHRITISME DENTAIRE

Au cours des maladies que subit notre organisme, la nutrition est toujours plus ou moins atteinte. Il est des maladies dans lesquelles les troubles de nutrition sont primitifs, et indépendants d'une maladie antérieure ; les plus importantes sont le diabète, la goutte, l'obésité, la lithiase biliaire et la lithiase urinaire. Ces différentes maladies qui peuvent coexister chez le même individu, ou atteindre séparément les membres d'une même famille, ont conduit à l'idée d'une diathèse, d'une prédisposition de l'organisme à ces différentes manifestations. Les anciens lui ont donné le nom d'arthritisme à cause de la fréquence des manifestations articulaires. Le ligament alvéolo-dentaire étant une véritable articulation, il est rationnel que cette diathèse présente des manifestations dentaires.

AFFECTIONS DENTAIRES D'ORIGINE ARTHRITIQUE

L'arthritisme est, en général, considéré comme un défaut d'équilibre entre l'assimilation et la désassimilation. Deux théories cherchent à expliquer ces phénomènes. Pour Bouchard, l'arthritisme est un trouble, par ralentissement de la nutrition ; pour Joulie, c'est une accélération.

Pour Guyot, l'arthritisme serait une infection spécifique due à un microbe dont la porte d'entrée est généralement buccale ; à cette conception, Gilbert et ses élèves ont ajouté la possibilité d'une infection à porte d'entrée biliaire ou intestinale.. Enfin, Frey pense que les troubles fonctionnels des glandes à sécrétion interne, qui d'après Léopold Lévi et Henri de Rothschild produiraient les auto-infections et auto-intoxications, qui aboutissent à toutes les manifestations morbides de l'arthritisme, peuvent s'adjoindre aux deux groupes précédents. Il ressort de cet exposé, que l'on peut classer les arthritiques en deux classes ; ceux qui présentent une assimilation exagérée des hyper-acides, ceux qui ont une assimilation ralentie, les hypo-acides.

Chez les premiers, les nucléines détruites et décomposées en acide urique, en corps puriques, en xanthine, hypo-xanthine, acide oxalique, se forment en excès dans le sang, provoquant chez ces malades : la goutte, le rhumatisme, la dyspepsie, l'entérite, les coliques néphrétiques et des troubles trophiques du côté des ongles, du cuir chevelu et des dents.

Chez les seconds, le surmenage, l'âge, l'intoxication du système nerveux trophique, une dyscrasie organique provoquent la destruction excessive des albumines et des corps gras de l'organisme donnant naissance à des acides gras et à de l'ammoniaque.

Chez les hyper-acides, la salive est acide ou faiblement alcaline, les fermentations s'y produisent rarement, les érosions chimiques des dents sont fréquentes. Chez les hypo-acides, la salive est neutre et constitue un milieu favorable aux fermentations et, par conséquent, chez ces sujets, les caries sont assez fréquentes.

Chez les premiers, comme chez les seconds peut se développer la poly-arthrite alvéolo-dentaire.

A. — L'ÉROSION DITE CHIMIQUE

L'érosion dite chimique est une lésion de la dent, à évolution plus ou moins rapide qui se produit généralement sur la face labiale des dents près du bord cervical. Znamensky les appelle défectuosités cunéiformes ; la surface de ces lésions luisante et polie à l'œil nu, vue avec une forte loupe présente des cavités cupulliformes. La coloration généralement semblable à celle de la dent peut être jaunâtre, brunâtre et même presque noire ; la consistance est d'autant plus dure que la dent est plus colorée. Les dents atteintes d'érosion sont sensibles au froid, au chaud, au sucre, aux acides, au contact des instruments et de la brosse ; leur sensibilité s'émousse, quand la coloration augmente, la gencive est rétractée mais rarement enflammée ; la marche de cette affection est lente en général, mais elle peut gagner en profondeur assez rapidement pour que la réaction de défense ne puisse se faire et que la pulpe soit mise à nu. La rapidité de ces phénomènes peut être quelquefois telle que la dent se décapite de sa couronne ; au bout de deux à dix ans, cette affection s'arrête spontanément.

Pathogénie. — Plusieurs théories sont en présence. Pour Cruet, l'érosion n'est autre que l'abrasion produite par l'usage des brosses et poudres dentaires d'une façon plus fréquente qu'une bonne hygiène buccale ne le demande ; mais, cette théorie ne permet pas d'expliquer les érosions interdentaires.

Théorie chimico-mécanique. — La présence des acides dans la cavité buccale déterminerait une décalcification et la brosse, par son action mécanique, enlèverait la couche d'émail ramollie par l'action des acides (Schlenker, Walkhoff, Brandt).

Théorie chimique. — Michaëls attribue l'érosion à l'action de la salive pathologique, il explique la localisation aux dents antérieures par la présence des glandules salivaires situées sous la muqueuse au pourtour de l'orifice buccal. Pour lui, ce seraient surtout les sulfo-cyanures contenus dans la salive qui produiraient la lésion.

Théorie vitalo-mécanique. — Baume prétend que les couches superficielles de dentine non protégées par l'émail meurent et s'exfolient.

Théorie dentinaire de Znamensky. — Cet auteur attribue les érosions à une affection de la substance organique de l'ivoire qu'il appelle dentoïdine. La disparition de cette substance amènerait la désorganisation des globules calcaires que le brossage entraînerait facilement.

Hypothèse de Frey. — A la suite des travaux de Ferrier, Lœper, etc., Frey, émet l'hypothèse qu'il s'agirait de troubles dans la production des globules calcaires ; d'une véritable dyscalcification de l'ivoire. Les globules calcaires formés en excès sous une influence d'ordre général se déformeraient dans les os, les cartilages et même dans les dents, « par une sorte d'accumulation épuratoire » (Chocquet). La dentoïdine envahie par ce processus, n'est plus assez abondante, pour servir de soutien aux globules calcaires en excès, qui sont entraînés mécaniquement par le brossage des dents.

Etiologie et diagnostic étiologique. — L'érosion dite chimique peut se rencontrer à partir de vingt ans, mais c'est de trente-cinq à cinquante ans qu'elle atteint son développement le plus important. Elle est plus fréquente chez l'homme que chez la femme et se rencontre plus fréquemment dans les climats chauds et humides ; mais c'est chez les arthritiques, les goutteux spécialement que l'on observe cette lésion. (70 °/₀ Snyders). L'érosion chimique peut être concommitante avec la pyorrhée alvéolaire, mais ces deux affections sont rarement associées, car l'arthritique qui présente des érosions, n'a pas de tartre, ses dents sont nettes, solidement implantées, elles sont sensibles au froid, aux acides, au sucre, au sel ; c'est le plus souvent un neuro-arthritique à dyspepsie acide prédisposé aux coliques néphrétiques. Ces localisations rhumatismales sont tendineuses ou musculaires, c'est souvent un goutteux, jamais un diabétique, contrairement à ce que l'on rencontre dans la pyorrhée alvéolaire. Mais l'érosion peut cesser et faire place à de la pyorrhée ayant la plupart du temps la forme sèche décrite par Cruet.

B. — POLY-ARTHRITE ALVÉOLO-DENTAIRE

Définition. — La poly-arthrite alvéolo-dentaire est une arthrite suppurée, progressant du collet vers l'apex, évoluant sur un terrain arthritique, dont la marche est favorisée par toutes les causes d'irritation locale. Abandonnée à elle-même, elle se généralise et aboutit à la chute des dents (Frey et Lemerle).

Historique. — Fauchard en 1746 étudia cette maladie qu'il nommait scorbut des gencives. Jourdain lui a donné le nom de suppuration conjointe des gencives. Toirac, celui de pyorrhée inter-alvéolo-dentaire, d'un des signes les plus caractéristiques de cette affection qui l'avait frappé. Oudet en 1835 soupçonne la localisation de cette maladie dans la membrane externe de la racine. Marchal de Calvi en 1861 décrit la gingivite expulsive. Magitot en 1873 donne une description magistrale de l'ostéopériostite alvéolo-dentaire. Malassez, depuis, a établi que le périoste alvéolo-dentaire n'est pas un périoste au même titre que le périoste osseux ; que la dent est unie à l'alvéole par un véritable ligament, que les rapports de la dent dans l'alvéole, sont ceux d'une articulation. Galippe et Malassez cherchèrent à prouver que l'affection est de nature microbienne, que son début est gingival contrairement à l'opinion de Magitot, et proposèrent de la dénommer : gingivite arthro-dentaire infectieuse. Aghuilou de Sarran, David, Redier, Carrière, Müller ont étudié cette maladie qui, dans la littérature américaine est connue sous le nom de maladie de Rigg. Redier de Lille l'appelle poly-arthrite alvéolo-dentaire.

Etiologie. — *Causes prédisposantes générales.* — 1° Les manifestations de l'arthritisme, la goutte et le diabète principalement sont, presque toujours, à l'origine de la poly-arthrite alvéolo-dentaire, dont la gravité est souvent fonction de la quantité de sucre trouvée dans les urines et dont l'évolution s'arrête même quelquefois en même temps que celle du diabète (Bouchard).

2° Les troubles trophiques (tropho-névrose, odontoptose tropho-infectieuse de P. Robin). La poly-arthrite a été observée au cours du tabès, et dans deux cas. Dumange a constaté des lésions de névrite des nerfs de la cinquième paire.

3° L'âge. — Cette affection se manifeste surtout après quarante ans. Bourdet, Piorry, Gonelier font essentiellement résider cette maladie dans une lésion osseuse: l'atrophie des procès alvéolaires qui expose cette ostéite raréfiante à un milieu particulièrement infectant.

Causes prédisposantes locales. — 1° Topographiquement, l'articulation alvéolo-dentaire est une articulation vite ouverte à l'infection.

2° Les anomalies d'articulation, la pression anormale sur les dents antérieures quand les molaires sont disparues.

3° L'antagonisme vital de Beaumé. Les maxillaires ont tendance à chasser les dents qui n'articulent plus.

4° Les gingivites.

5° Les dents trop serrées.

6° Les tumeurs des bords alvéolaires.

7° L'action de la salive, grâce aux dépôts de tartre qui créé aux points où il séjourne un lieu de moindre résistance et provoque l'ouverture de l'articulation.

8° La formation des calculs intra-articulaires, calculs sériques qui se forment dans l'articulation dentaire, analogues aux dépôts goutteux, aux calculs d'urate, d'oxalate ou de phosphate qui se déposent dans les articulations.

Causes déterminantes. — La nature infectieuse de cette affection est démontrée par : 1° l'examen des coupes colorées de dents.

2° Par la contagion de dent à dent d'individu à individu.

3° Par la culture et l'isolement des micro-organismes.

Malassez et Galippe ont reconnu sur les coupes que l'épithélium gingivale est recouvert de micro-organismes au milieu desquels se trouvent des touffes de leptothrix ; dans le cément, les anfractuosités sont remplies de micro-organismes qui pénètrent les canalicules dentinaires et peuvent atteindre la pulpe. La contagion de dent à dent est évidente ; une première dent atteinte contamine les voisines si l'on n'intervient pas. Legendre a signalé des cas de contagion chez les individus de sexe différent. Par des cultures en séries, Galippe et Vignal ont reconnu six espèces microbiennes : le streptococcus, peut être le pyogènes, le staphylococcus aureus, le staphylococcus albus, le bacille de Vignal, quelques microbes de la carie.

Müller reconnaît deux microbes, le micrococcus gingivae et le pyogenes.

Galippe a isolé du pus, deux micro-organismes qu'il nomme γ et β.

γ est un diplocoque très fin qui, sur les cultures, prend la forme d'un bâtonnet ; β est légèrement différent de γ.

Pour Galippe, l'arthrite n'est pas primitive mais secondaire à la gingivite, ordinairement tartrique ; que le tartre soit concrété ou à l'état d'enduit visqueux plus ou moins liquide. Cruet décrit une forme sèche qui ne présente ni suppuration ni décollement gingival.

Pathogénie. — Les fibres du périoste alvéolodentaire protègent les vaisseaux destinés à la racine. La gingivite en provoquant des troubles congestifs, amène l'altération du ligament qui s'infecte. La gencive paraît rouge, elle est infiltrée ainsi que le tissu gingivo-alvéolaire. Les tissus frappés de mort suppurent et s'éliminent. Généralement les clapiers purulents se forment à la partie jugo-labiale des dents.

Anatomie pathologique. — Si l'on examine des dents extraites à des phases différentes de la maladie, on peut constater les stades suivants :

1° Une phase préparatoire décrite par Guillot, caractérisée par un léger déchaussement de la dent sans trouble vasculaire, puis, le périoste alvéolo-dentaire se congestionne et se décolle, tandis que la congestion gagne vers le sommet; le cément mis à nù s'enflamme, puis se nécrose, la surface radiculaire devient rugueuse, les lésions s'étendent sur toute la hauteur d'un côté de la racine. A cette période, des fongosités se développent autour du collet de la dent atteinte. L'alvéole est remplie de pus crémeux, épais, jaunâtre qui entraîne les débris du ligament et du cément atteints de mortification surtout aux périodes aiguës, la dent devient alors très mobile.

A un stade plus avancé, des végétations nombreuses, fongueuses et molles, siègent dans la région apicale de la dent, se formant aux dépens du tissu articulaire. A la fin de l'évolution de cette affection, la pulpe meurt par suite de l'infection de voisinage, il s'agit d'une pulpite ascendante par infection rétrograde d'origine articulaire (Frey).

La maladie s'arrête après la chute des dents; à l'atrophie osseuse peut succéder l'atrophie du maxillaire.

Symptômes. — La poly-arthrite alvéolo-dentaire présente tous les signes ordinaires de l'arthrite auxquels s'ajoutent les troubles de la gencive et de la portion alvéolaire du maxillaire, et, à la période terminale, les manifestations pulpaires.

Prodromes. — La poly-arthrite alvéolo-dentaire est fréquemment précédée plusieurs années à l'avance, de sensations de chatouillement, d'agacement, de corps étrangers entre les dents; les patients éprouvent le besoin de serrer leurs mâchoires en articulant pour décongestionner leur articulation alvéolo-dentaire. Ils se soulagent en faisant saigner leurs gencives avec le cure-dent; quelquefois aussi ils sont sujets à des névralgies des nerfs dentaires. Il n'est pas rare que ces poussées congestives coïncident avec des poussées de rhumatismes articulaires. Enfin, une dent peut être déjà déviée de sa position et légèrement déchaussée.

Débuts. — Une ou plusieurs dents sont atteintes, habituellement ce sont les incisives, parfois un groupe de molaires, souvent la première grosse molaire supérieure à cause de la proximité du canal de Sténon; parce que la salive y dépose du tartre qui provoque la gingivite et l'arthrite; le bourrelet gengival rougit et l'on peut dès ce moment constater un léger décollement; la pression sur la gencive fait sourdre un peu de pus blanc-jaunâtre surtout le matin. L'infection s'étendant vers le sommet de la racine, une traînée rouge verticale apparaît sur la gencive, le bord libre de la gencive se congestionne, se tuméfie et, à sa face profonde, se forment des fongosités qui provoquent souvent de petites hémorragies.

La salive est très alcaline, et l'on constate des dépôts de tartre aux lieux d'élection.

Signes fonctionnels. — A cette période, les dents deviennent mobiles et sont le siège de douleurs un peu pénibles. Les malades accusent une sensation de chaleur dans la bouche, et une saveur désagréable. L'haleine devient fétide, a une odeur fade particulière, la pression des dents fait sourdre du pus, et provoque un certain soulagement.

Période d'état. — SIGNES FONCTIONNELS. — Les accidents surviennent par crises, accompagnés de douleurs qui sont exaltées par des changements de température et sous l'influence des boissons chaudes ou froides.

SIGNES PHYSIQUES. — L'alvéole est en pleine suppuration, la dent est ébranlée et le stylet peut pénétrer dans l'alvéole et permettre de constater les lésions caractéristiques de cette affection. La dent s'extruse de son alvéole, de petites fistulettes se font jour vers la cavité buccale ou le sillon vestibulaire, la fétidité de l'haleine augmente, la salivation devient abondante et gênante, la mastication douloureuse.

Terminaison. — La dent, complètement dénudée, ne tient plus que par quelques trousseaux fibreux, la paroi alvéolaire n'existe plus, la gencive est flottante. La dent dont la pulpe est nécrosée est noirâtre ou bleuâtre. Enfin l'infection secondaire peut se manifester après quelques poussées douloureuses coupées de rémissions. La dent tombe spontanément, ou sous un choc minime, puis la gencive se rétracte et se cicatrise sans laisser de traces de la lésion.

Marche. — La marche de la poly-arthrite alvéolo-dentaire, est ordinairement chronique avec des poussées aiguës intermittentes, durant des années. Quelquefois cependant, elle peut être aiguë et alors, l'évolution se fait en quelques mois. Chez les diabétiques, les phénomènes suivent la marche du diabète.

Complications. — La poly-arthrite alvéolo-dentaire peut donner lieu à des accidents phlegmoneux quelquefois étendus, accompagnés de forte température et ayant une évolution plus longue que ceux que causent les caries du 4e degré; souvent ces abcès sont suivis de fistules et même de l'élimination de sequestres. Il peut y avoir de l'adénite sous-maxillaire; on peut constater des auto-innoculations de voisinage, même de la stomatite généralisée; des accidents osseux, des fistules intarissables avec sequestres plus ou moins volumineux, des accidents gangréneux du bord gingival dans le diabète; enfin des accidents de septicémie chronique dus à l'ingestion des toxines d'origine buccale.

Diagnostic. — Le diagnostic est généralement facile à faire à cause de la suppuration alvéolaire qui est un signe tout à fait pathognomonique. On ne confondra pas cette affection avec les gingivités qui sont généralisées et dont la suppuration ne provoque pas de décollement étendu;

les stomatites qui ont des signes tout à fait particuliers.

La poly-arthrite alvéolo-dentaire peut être confondue avec l'arthrite simple, mais dans cette dernière la lésion siège à l'apex et marche de ce point vers le bord gingival, tandis que dans la poly-arthrite la marche est ascendante.

Pronostic. — Sérieux au point de vue dentaire, si on n'intervient pas à temps, mais grâce à une thérapeutique rationnelle basée sur un traitement général indispensable et des soins locaux, on peut enrayer cette affection qui n'est véritablement grave qu'en présence d'un état arthritique avancé. Un dépôt de tartre même abondant, concomitant avec un bon état général est de pronostic meilleur que quand on rencontre des calculs intra-articulaires. Dans le premier cas on peut espérer la guérison de l'affection, dans le second on peut ralentir l'évolution du mal et atténuer les phénomènes infectieux et douloureux.

CHAPITRE XII

ACCIDENTS DES DIVERSES PÉRIODES DE LA DENTITION

Magitot divise les phases de la dentition en cinq périodes :

1° Dents temporaires.

2° Éruption des quatre premières grosses molaires.

3° Chute des vingt dents temporaires et leur remplacement par vingt dents permanentes.

4° Éruption des quatre deuxièmes grosses molaires (de onze à douze ans).

5° Éruption des quatre troisièmes grosses molaires (de dix-huit à vingt-cinq ans).

1° Dents temporaires. — Depuis Hippocrate jusqu'au début du XIXᵉ siècle, on considérait l'évolution des dents de lait comme presque toujours accompagnée d'accidents. Wichmann en 1800, écrit pour la première fois : « On ne pourra parler raisonnablement d'accidents de dentition que quand il sera impossible de découvrir une autre cause.

Politzer, Fleischmann, à l'étranger ; en France, Rillet et Barthez, Bouchut, Delabarre, Laforge et Magitot, émettent les mêmes idées. Magitot accepte la fréquente contemporanéité de perturbations morbides d'autres organes en plein développement avec l'évolution des dents temporaires qui se fait de la première à la troisième année. Pour Roger (1883) l'influence morbifique de l'évolution dentaire est minime ; pour Séjournet, la dentition n'est qu'une cause adjuvante, ou simplement occasionnelle, des maladies ou des accidents : la cause première résidant dans le régime défectueux, l'hygiène mal comprise, les excès, les écarts alimentaires, le sevrage prématuré ou la prédisposition héréditaire.

L'enfant dont l'organisme est dans un état d'équilibre instable, doit, de la naissance à l'âge de trente mois, faire la calcification, l'éruption de ses dents temporaires, et commencer la calcification de ses dents permanentes ; en même temps que se développe son squelette. Cet énorme travail le met en état de moindre résistance, aussi est-il plus susceptible d'être contaminé par les germes qui l'environnent. Les accidents dits de première dentition sont surtout des accidents généraux, indépendants des phénomènes dentaires qui ne provoquent que des accidents locaux, relativement rares. Le travail de la première dentition ne fait qu'affaiblir le terrain qui devient plus susceptible aux infections. De même, une nutrition générale déficiente amènera des troubles d'évolution dentaire.

Influence du terrain sur l'éruption des dents. — La syphilis héréditaire, la dyspepsie gastro-intestinale du nouveau-né, les fièvres éruptives, les maladies du système nerveux provoquent des troubles de structure et des troubles d'éruption. Ces différentes affections peuvent, par suite du trouble qu'elles apportent dans le milieu buccal, être cause d'infection locale du côté des gencives et de la muqueuse, d'infection éloignée des voies auditives ou nasales, pouvant se propager aux voies respiratoires et digestives, et être le point de départ de troubles nerveux réflexes.

Influence de l'éruption sur le terrain. — L'éruption des dents peut provoquer des troubles locaux et des troubles généraux; les troubles locaux, rares, sont les uns d'origine mécanique (congestion et prurit gingival) les autres, d'origine nerveuse (hyper-sécrétion salivaire). Les accidents généraux peuvent porter sur le tube digestif et donner lieu à de la gastro-entérite avec amaigrissement, à de la diarrhée ou à des vomissements; ou sur les voies respiratoires et occasionner de la laryngo-trachéite, de la bronchite et de la broncho-pneumonie, ou sur le système nerveux et être cause d'agitation, de convulsions, de méningite, de toux nerveuse; et provoquer des troubles vaso-moteurs, des troubles cutanés, purpura, eczéma, prurigo, des troubles de l'appareil visuel, des troubles de l'appareil auditif.

2° Accidents de la deuxième période de la dentition. — Les accidents de la 2ᵉ période de la dentition sont rares ou peu accentués. Ils arrivent à une époque où l'organisme est plus résistant. Ces accidents se manifestent par des accidents muqueux du côté du capuchon qui recouvre la dent en évolution, qui devient douloureux à la mastication et est susceptible de s'enflammer et de s'infecter. Le défaut de mastication du côté de la bouche porteur de la dent en évolution, peut, par suite de l'inaction, présenter de la gingivite et même des accidents de stomatite ulcéro-membraneuse.

3° Accidents de la troisième période de la dentition. — Pendant cette période qui s'étend de six mois à douze ans, les vingt dents temporaires sont remplacées par vingt dents permanentes, d'un volume plus considérable, nécessitant un accroissement de l'arcade alvéolaire. Si l'accroissement est insuffisant, ou trop considérable, il en résulte des déviations dans le siège et dans la situation des dents, entraînant des accidents locaux des accidents lointains consistant en quelques troubles généraux.

4° Accidents de la quatrième période de la dentition. — Vers l'âge de onze à douze ans, apparaît la deuxième grosse molaire, dont l'évolution présente, en général, très peu de troubles locaux et généraux.

5° Accidents de la 5ᵉ période de la dentition, ou accidents d'éruption de la dent de sagesse. — Ces accidents sont longtemps passés inaperçus, ce n'est guère qu'à partir de 1828, que la question a été envisagée sérieusement.

En 1878, Heydenreich donne une description d'ensemble de ces accidents. En 1886, Cornudet sous l'inspiration de Redier, publie une thèse sur ce sujet.

Pathogénie. — Ces accidents sont dus :
1° A la résistance des parties molles ou des parties dures ;
2° A l'infection locale.

1° *Parties molles*. — A l'époque de l'apparition des dents de sagesse, les gencives sont plus épaisses, plus résistantes et cet état peut donner lieu à des troubles particuliers.

2° *Parties dures*. — Souvent la dent ne peut évoluer parce que les parties dures sont trop résistantes ou pas assez développées pour la dent. La troisième grosse molaire doit évoluer entre la face distale de la deuxième grosse molaire et le bord antérieur de la branche montante du maxillaire, qui, au moment de l'évolution de la deuxième grosse molaire est presque en contact avec cette dernière dent. Ce travail se produit par résorption progressive du bord antérieur de l'apophyse coronoïde ; si ce travail ne s'accomplit pas ou est incomplet, la 3e grosse molaire ne peut évoluer, et l'on voit des dents de sagesse se développer dans la branche montante du maxillaire, se dévier en dedans ou en dehors de l'arcade.

A la mâchoire supérieure, où il n'existe pas d'obstacle analogue à la coronoïde, les accidents d'évolution de la 3e grosse molaire sont infiniment rares.

Infection putride locale. — A la mâchoire inférieure, la muqueuse peu adhérente à l'os se décolle au moment où cette dernière se perfore, pour laisser passer la dent de sagesse, il en résulte une cavité péri-coronaire. Les agents infectieux qui séjournent dans la bouche, portés par la salive, s'insinuent entre la dent et la muqueuse ; cette dernière s'enflamme, s'ulcère, les ganglions s'infectent, l'os peut être atteint d'ostéite. Souvent même la dent peu résistante se carie et contribue aux phénomènes infectieux. Fréquemment, à l'infection locale, s'ajoutent des phénomènes généraux toxi-infectieux.

Étiologie. — Ces accidents se présentent généralement entre vingt et vingt-cinq ans. Les hommes y sont deux fois plus sujets que les femmes. Les races inférieures, prognathes, sont moins atteintes, le côté gauche est plus souvent touché que le droit. Les accidents sont, ou inflammatoires et intéressent la muqueuse et l'os, ou ce sont des troubles nerveux.

Symptomatologie. — *Accidents muqueux.* — Les accidents muqueux se manifestent au début par une légère irritation de la muqueuse gingivale qui s'accompagne de douleur; quelquefois, la gencive prolifère et présente des franges qui sont traumatisées à chaque mouvement de mastication. La pression fait sourdre du pus qui séjourne entre la muqueuse et la dent, presque toujours il y a de l'adénite; on peut même voir, par contiguïté, survenir de l'amygdalite, de l'angine ou même de la stomatite généralisée. D'après Magitot, la stomatite ulcéro-membraneuse aurait souvent cette origine. Tous ces phénomènes, en s'exaltant, peuvent donner lieu à de la fluxion et à de la myosite pouvant aller jusqu'au trismus, ou constriction de la mâchoire et même être la cause d'une transformation fibreuse et de la rétraction des muscles. Si la dent s'incline en dedans, dans son évolution, et qu'elle se carie prématurément, elle peut provoquer des ulcérations de la langue; si elle évolue, au contraire, au dehors, elle peut être cause d'ulcération de la joue pouvant aller jusqu'à la perforation.

Accidents osseux primitifs ou secondaires. —

Dans certains cas, l'évolution de la dent de sagesse peut donner lieu à une véritable périostite du maxillaire, et même à de l'ostéite hypertrophiante. Dans d'autres cas l'ostéite aboutit à la suppuration et peut provoquer des phlegmons qui s'accompagnent de fluxion volumineuse et de phénomènes généraux graves et qui aboutissent à la formation de fistules cutanées ou muqueuses plus ou moins persistantes. Ces accidents peuvent se compliquer et aboutir à de la nécrose du maxillaire inférieur, à de l'arthrite suppurée de l'articulation temporo-maxillaire, à de la phlébite des sinus, à des abcès du cerveau, à des accidents septiques, enfin à de l'infection purulente.

Accidents nerveux. — Les accidents nerveux sont caractérisés par des douleurs névralgiques, qui s'étendent à l'oreille, aux yeux, aux nerfs de la cinquième paire. On observe aussi des troubles nerveux plus profonds : douleurs atroces dans l'œil, obscurcissement de la vue, apparition d'éclairs, bourdonnements d'oreilles, paralysie des bras, convulsions épileptiformes, tic douloureux de la face.

Diagnostic. — Pour établir le diagnostic, il faut considérer l'âge du sujet, l'unilatéralité habituelle de la lésion, l'état général antérieur et les symptômes du début. On peut confondre les accidents de la dent de sagesse avec les oreillons, les adénites unilatérales syphilitiques ou tuberculeuses, les accidents provoqués par une dent voisine, le phlegmon de l'amygdale, les tumeurs de la mâchoire, les maladies aiguës de l'os maxillaire ou l'ostéo-myélite, et toutes les causes de trismus.

Pronostic. — Le pronostic est lié au diagnostic et à la précocité de l'intervention.

Traitement. — Le traitement consiste à supprimer le capuchon muqueux sous anesthésie locale et à faire des lavages dans les replis muqueux. L'avulsion de la dent ne doit être pratiquée que dans les cas d'absolue nécessité.

CHAPITRE XIII

ANOMALIES DENTAIRES

Geoffroy Saint-Hilaire donne le nom d'anomalies dentaires à toute déviation du type primitif. Le caractère général des anomalies est d'être toujours des accidents d'évolution. La dent, au moment de son éruption, étant pourvue de ses caractères normaux ou anormaux, tous les accidents ultérieurs sont donc pathologiques.

ÉTIOLOGIE

I. Susceptibilité particulière à chaque dent. — L'ordre de fréquence est le suivant, d'après P. Dubois :

1° Troisièmes grosses molaires et incisives latérales supérieures ;

2° Premières grosses molaires, incisives centrales supérieures ;

3° Premières petites molaires, deuxième petite molaire et canines ;

4° Deuxièmes grosses molaires et incisives inférieures.

Les anomalies sont plus fréquentes à la mâchoire supérieure qu'à l'inférieure. L'ordre de fréquence des anomalies est le même que l'ordre de susceptibilité à la carie.

II. Hérédité. — La syphilis, l'alcoolisme, les névropathies, la misère physiologique des parents provoquent, chez les descendants, des anomalies à caractère particulier.

III. Des affections de la période infantile. — Fièvres éruptives, tuberculose, rachitisme, mauvaise hygiène sont une source d'anomalies.

IV. Les affections de la seconde enfance, qui contribuent à provoquer un développement anormal ou incomplet des maxillaires, des tumeurs adénoïdes, provoquent également des anomalies.

FORMES CLINIQUES

A. Anomalies de forme. — Les anomalies de forme sont partielles ou totales, portant sur la couronne ou sur la racine ou sur toute la dent. Elles peuvent atteindre une dent ou toute la série des dents de l'une ou des deux mâchoires; elles peuvent se présenter chez des individus n'ayant aucune tare héréditaire.

L'anomalie de forme est une malformation.

dans les caractères extérieurs de la dent sans que la structure même de la dent soit atteinte.

Anomalies coronaires. — On observe du *gigantisme* ou du *nanisme.* Les incisives centrales et les canines supérieures sont souvent atteintes de gigantisme; les incisives latérales supérieures et les troisièmes grosses molaires supérieures sont plus souvent diminuées de volume et prennent l'apparence cunéiforme.

Anomalies radiculaires. — Les anomalies radiculaires sont caractérisées par l'exagération ou la diminution de volume, la divergence ou la convergence anormales, les courbures plus ou moins prononcées des extrémités radiculaires. Les dents antérieures ne présentent que des anomalies de déviations, la canine inférieure présente quelquefois une racine bifide; la première petite molaire supérieure n'a quelquefois qu'une racine, ou les deux racines sont très divergentes; exceptionnellement, on rencontre trois racines, deux latérales, une palatine. Les prémolaires inférieures ont très rarement trois racines. Les premières grosses molaires ont, exceptionnellement, plus de trois racines; les deux racines externes sont assez fréquemment soudées dans les dents diminuées de volume. La première grosse molaire inférieure a, exceptionnellement, plus de quatre racines. La deuxième grosse molaire inférieure a quelquefois ses racines soudées formant une racine unique et conique. La troisième grosse molaire inférieure présente de fréquentes anomalies coronaires et radiculaires de forme et de direction.

B. Anomalies de nombre. — Les anomalies de nombre sont plus fréquentes sur les incisives et les grosses molaires, elles se manifestent par diminution ou augmentation :

1° *Absence congénitale de la totalité des dents.* Magitot la considère comme inexistante, contrairement aux auteurs anciens ;

2° *Diminution de nombre :* (a) *par atrophie d'un germe ;* (b) *par absence de germe ;* (c) *par retard dans le développement.* Cette malformation frappe généralement deux dents homologues d'une même mâchoire, elle existe rarement sur les dents temporaires, et quand elle s'observe, les dents permanentes manquent aussi la plupart du temps ;

3° *Augmentation de nombre.* — Geoffroy Saint-Hilaire admet que, par suite d'un trouble dans l'évolution, le bulbe et l'organe de l'émail se divisent en deux, donnant naissance à deux dents. Une autre théorie suppose que, accidentellement, partent de la lame épithéliale, un plus grand nombre de cordons épithéliaux donnant naissance à autant de germes dentaires. Enfin, Magitot et Rollmann admettent qu'après section du cordon épithélial il y a prolifération en tous sens, et formation de follicules surnuméraires qui iront se placer plus ou moins loin des points de leur formation.

8

La région incisive de la mâchoire supérieure est celle où l'on observe le plus ces anomalies. La forme de ces dents surnuméraires est quelquefois conoïde. Les molaires en surnombre se placent soit en arrière des molaires normales, soit extérieurement à l'arcade; jamais en dedans.

C. Anomalies de siège. — On peut considérer trois sortes d'anomalies de siège : les transpositions, les déplacements en dedans ou en dehors de l'arcade, la génération hors de la cavité buccale.

1° Les *transpositions*. — Les transpositions sont extrêmement rares. On n'en connaît pas d'exemples pour les dents temporaires;

2° Les *déplacements hors de l'arcade* ou *hétérotopies* par migration simple, ne se voient pas sur les dents temporaires, on les rencontre plus fréquemment à la mâchoire supérieure. Les limites de ces déplacements sont celles de la face; toute dent qui évolue dans le crâne, sur la peau ou à la région cervicale fait partie de la troisième catégorie.

Les canines qui apparaissent les dernières trouvent quelquefois difficilement la place de se loger sur l'arcade, et évoluent vers le palais ou fort haut dans le vestibule buccal.

3° *Génération hors de la cavité buccale.* — Les dents qui évoluent hors de la cavité buccale sont généralement accompagnées de produits de nature dermique ou épidermiques et sont incluses dans des kystes. Il peut aussi évoluer des dents en dehors d'une cavité kystique. On a constaté la présence de dents fixées dans la paroi du crâne (Goubaux), de dents implantées dans la paroi vésicale (Leudet), et, tout récemment, plusieurs dents ont été observées dans la cavité orbitaire (Morax).

D. Anomalies de direction. — Les anomalies de direction dépendent directement d'une malformation du maxillaire due à une influence générale qui en a entravé le développement : malformations ethniques, malformations héréditaires, idiotie, rachitisme, végétations adénoïdes. Celles-ci, en gênant la respiration nasale, et en forçant les petits malades à respirer la bouche ouverte, font que la musculature des joues exerce une pression permanente sur les arcades dentaires. Il en résulte une diminution du diamètre transverse, et une augmentation du diamètre antéro-postérieur, suivies, comme conséquence, d'une déformation de la voûte palatine qui tend à s'insinuer comme un coin dans la cavité des fosses nasales. Des anomalies peuvent aussi se produire quand les dents sont trop volumineuses, quand on a extrait trop prématurément des dents temporaires, quand il y a une articulation vicieuse, ou bien quand il existe des dents surnuméraires.

Ces anomalies ne se présentent que sur les dents permanentes, et portent plus spécialement .

sur les incisives et les canines de la mâchoire supérieure. Les molaires, sauf la troisième, présentent rarement des anomalies, les bicuspides effectuent assez souvent des rotations sur leur axe. Les anomalies de direction sont de quatre sortes :

1° Les *antéversions*, déviation en avant du plan vertical transversal;

2° *Rétroversions*, déviations en arrière de ce même plan;

3° Les *latéro-versions*, déviation de l'axe de la dent qui ne coïncide plus avec le plan vertical antéro-postérieur;

4° Les *Rotations sur l'axe*. — Le plan transverse de la dent n'est plus perpendiculaire à l'axe de l'arcade dentaire.

L'*antéversion* est plus fréquente à la mâchoire supérieure; elle peut être limitée à une dent ou portée sur plusieurs des dents antérieures. Quelquefois le massif osseux de la région incisive est lui-même projeté en totalité, en avant.

Rétro-version. — La rétro-version ou projection en arrière, d'une ou plusieurs dents porte généralement sur la région incisive; elle est due, soit à une déformation de l'os incisif qui est en retrait sur les deux os maxillaires supérieurs, soit à une projection inférieure de la mâchoire inférieure.

Latéro-version. — La latéro-version se présente surtout au niveau des troisièmes grosses molaires; mais on la rencontre aussi sur les pré-molaires et sur les premières et deuxièmes grosses molaires.

Rotation sur l'axe. — La rotation sur l'axe, fréquente pour les incisives et les canines, se rencontre quelquefois sur les prémolaires.

Diagnostic des anomalies de direction. — Angle, en 1907, a publié un ouvrage sur les malocclusions des dents auquel il convient de se reporter quand il s'agit de ces sortes d'anomalies; c'est ce qui a été fait de plus clair sur ce sujet. Il range ces malformations en trois classes en prenant pour base les rapports de l'occlusion entre les premières molaires inférieures et supérieures.

Dans la première classe, les rapports articulaires des deux mâchoires sont normaux, mais les dix dents antérieures sont en anté, en rétro ou en latéro-version ou en rotation sur l'axe. Dans la deuxième classe, la première molaire inférieure, au lieu d'entrer en rapport par ses deux tiers postérieurs avec les deux tiers antérieurs de la première grosse molaire supérieure, articule dent à dent ou même, ses deux tiers antérieurs sont en contact avec les deux tiers postérieurs de la première grosse molaire supérieure. Il y a rétrognathisme de la mâchoire inférieure qui donne l'aspect dit « menton fuyant ». En général, cette déformation s'accompagne d'antéversion des six dents supérieures; on invoque, pour expliquer ces lésions, la succion habituelle du pouce chez les jeunes enfants.

La troisième classe d'Angle est caractérisée par la lésion inverse. La première grosse molaire inférieure, venant articuler dans son ensemble avec tout ou partie des deuxièmes prémolaires supérieures, donnant à la physionomie le type dit « en menton de galoche » causé par le prognathisme de la mâchoire inférieure.

Enfin, il peut se présenter des cas où la lésion est croisée et où les mâchoires présentent de l'opistognathisme d'un côté et du prognathisme de l'autre.

E. Anomalies d'éruption. — On ne considère sous ce titre que les perturbations dans la date d'éruption des dents et, par suite, dans celle de la chute des dents temporaires. On considère des anomalies par chute précoce ou retardée.

1° *Anomalies par éruption précoce.* — Normalement les premières dents temporaires font leur apparition à six mois. On cite des cas où des enfants présentaient une ou plusieurs dents à leur naissance. Mais ces faits sont extrêmement rares.

Certains cas d'éruption précoce ne sont que la chute prématurée du chapeau adamentino-dentinaire qui, par suite d'une infection hexogène ou endogène du follicule, tombe après une crise de *folliculite expulsive* (Capdepont).

Chez les idiots et les arriérés, l'éruption des dents serait plus précoce ; les dents qui ont fait leur éruption de bonne heure sont en général plus susceptibles de se carier, parce que leur calcification est moins avancée que pour celles dont l'évolution est normale.

2° *Anomalies par éruption tardive.* — L'alimentation est un facteur important dans les anomalies par éruption tardive des dents temporaires. Les enfants allaités artificiellement sont moins précoces que ceux allaités par leurs mères.

La *syphilis héréditaire* retarde dans 25 °/₀ des cas l'éruption des dents temporaires et dans 33 °/₀ des cas celle des dents permanentes (Fournier).

Chez les *enfants arriérés* ou *idiots*, la dentition temporaire est retardée dans 25 °/₀ des cas (Mme Sollier). Les *affections diathésiques*, telles que le rachitisme, la scrofule, provoquent un retard dans l'éruption des dents; la *bronchite*, la *coqueluche*, la *rougeole*, causent, en général, les mêmes troubles; cependant, quelquefois, l'éruption est avancée par les fièvres éruptives. Les *influences mécaniques* sont aussi très importantes : l'insuffisance du développement des mâchoires est fréquemment un obstacle à l'éruption normale des dents.

Les dents peuvent évoluer très tardivement; on cite des cas d'évolution de dents jusqu'à un âge très avancé (80 ans). Ce sont des cas de dents incluses qui, par suite de la chute des dents qui gênaient leur éruption, finissent d'évoluer. Tous ces cas d'évolution tardive peuvent ne rien entraîner de fâcheux pour la dent elle-même ou pour l'état général, ce ne sont que des indices d'un trouble de nutrition, d'une hérédité pathologique ou d'une gêne mécanique.

Anomalies par chute précoce des dents temporaires. — La chute précoce des dents temporaires est occasionnée par l'évolution prématurée des dents permanentes correspondantes et, dans ce cas, il se présente très fréquemment des anomalies de direction.

Anomalies par chute tardive. — Les anomalies par chute tardive sont plus fréquentes ; les canines sont les dents qui persistent le plus souvent ; ces anomalies sont dues à des malformations du maxillaire, à des anomalies de siège du germe, à des anomalies de direction. La position du germe de la dent permanente, dans le prolongement de la dent temporaire, a une influence prépondérante sur la chute de la dent de lait, à cause de la résorption qu'elle provoque au niveau de la racine de cette dernière, quand se produit la poussée évolutive qui provoquera l'éruption de la dent définitive. Une direction défectueuse du germe de la dent permanente, occasionne des anomalies d'éruption qui ont, pour conséquence, des anomalies de direction.

Anomalies de nutrition ou anomalies de structure compliquée. — Les anomalies de nutrition sont dues à des troubles apportés dans l'évolution des différents stades de la formation de la dent. On rencontre des anomalies des différents tissus qui forment la dent. Elles se traduisent par de l'atrophie du follicule, la formation d'odontomes, ou par des transformations kystiques.

1° ATROPHIE FOLLICULAIRE. — L'atrophie folliculaire peut être plus ou moins complète, et aller jusqu'à la résorption. D'après Legros et Magitot la résorption complète du follicule dentaire est un phénomène qui peut se produire à toutes les époques de l'évolution. L'hérédité, la compression dans les cas d'atrésie du maxillaire, favorisent l'atrophie du follicule dentaire.

2° ODONTOME. — Les odontomes sont des tumeurs formées par un excès de développement des tissus dentaires, mais il ne faut pas comprendre dans cette catégorie d'anomalies les cémentites hypertrophiantes qui sont dues à une réaction inflammatoire du cément dans les cas d'infection radiculaire.

Broca divise ces tumeurs en :

1° Odontomes embryoplastiques ;
2° Odontomes odontoplastiques ;
3° Odontomes coronaires ;
4° Odontomes radiculaires.

A. *Odontomes embryoplastiques.* — Les odontomes embryoplastiques sont des tumeurs qui se développent aux dépens du bulbe dentaire. Elles peuvent être myxomateuses, elles peuvent être fibreuses et sont entourées d'une coque constituée par le sac folliculaire qui les distingue des tumeurs extra-folliculaires.

B. *Odontomes odontoplastiques.* — Ce sont des tumeurs fibreuses dont les tissus ont subi un commencement de transformation qui contiennent des grains dentinaires. Mais ces derniers peuvent faire défaut, et la tumeur être purement fibreuse.

C. *Odontomes coronaires.* — On distingue les odontomes coronaires en :

a) *Odontomes dentinaires diffus*; dans ces cas la pulpe s'hypertrophie et les tissus pulpaires troublés dans leur évolution provoquent des irrégularités dans la formation de l'ivoire. L'émail peut présenter les mêmes troubles de structure. Suivant l'époque de l'apparition de ces phénomènes, une partie de la dent peut conserver son aspect normal, tandis que le reste de l'organe s'hyperplasie.

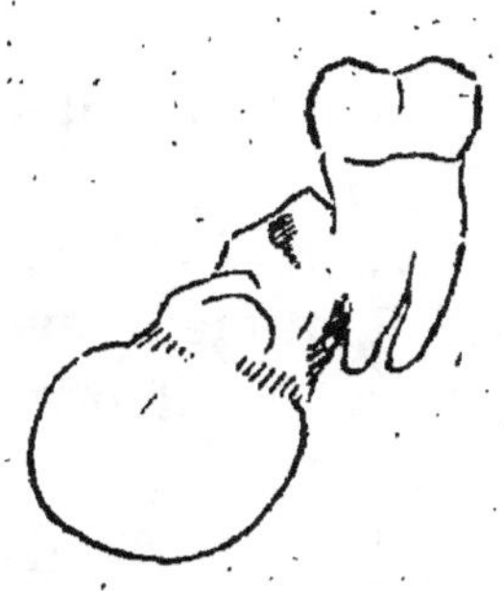

Odontome dentinaire.
Rapport de la tumeur avec la dent.

b) *Odontomes dentinaires circonscrits.* — Ce sont des troubles de la nutrition qui se produisent sur un point isolé de la couronne qui devient tantôt globuleuse et lisse, tantôt végétante et rugueuse.

c) *Odontomes adamantins.* — Les odontomes adamantins sont des tumeurs uniquement composées d'émail. Elles se développent en des points où il n'y a généralement pas d'émail.

d) *Odontomes radiculaires*. — Les odontomes radiculaires se développent après que la couronne est complètement formée et que la racine commence à se développer. Elles sont, tantôt uniquement constituées de cément, tantôt formées de cément et d'ivoire.

Etiologie. — Ces tumeurs se rencontrent le plus souvent chez les sujets jeunes, sur les molaires inférieures de préférence, la plupart du temps sur la troisième.

Symptomatologie. — Ces tumeurs évoluent en trois périodes :

1° Période de latence, plus ou moins longue ;

2° Période de déformation ; la tumeur évolue entre les remparts alvéolaires qu'elle déforme et devient apparente ;

3° Période d'extériorisation ; les parois alvéolaires cèdent et l'odontome n'est plus recouvert que par la fibro-muqueuse gengivale qui s'ouvre à son tour et met l'odontome en communication avec le milieu buccal et dans des conditions où une infection devient possible.

Pronostic. — Le pronostic est bénin, sauf pour les formes embryo-plastiques qui donnent souvent lieu à des tumeurs sarcomateuses.

KYSTES FOLLICULAIRES

Les kystes d'origine dentaire se divisent en kystes radiculaires et en kystes folliculaires.

Les *kystes radiculaires* ont été étudiés avec la complication de la carie dentaire.

Les *kystes folliculaires* se rencontrent dans la région alvéolaire des maxillaires, quelquefois même dans la branche montante du maxillaire inférieur ou au maxillaire supérieur, dans la paroi orbitaire. Ils donnent lieu à des déformations plus ou moins apparentes. Très visibles au maxillaire inférieur, ils passent inaperçus quand ils se développent dans la cavité sinusale. Les parois sont constituées d'une coque fibreuse revêtue d'un épithélium contenant un liquide clair et séreux tantôt brun et filant, tantôt laiteux, quelquefois épais et gélatineux. Baignant dans ce liquide, se trouve tout ou partie d'une dent qui peut être implantée dans les parois ou libre dans la cavité du kyste.

Etiologie. — Ces kystes ne s'observent que pendant la période de la deuxième dentition.

Pathogénie. — Pour Diday, Forget, Broca, ces kystes sont dus à une altération du follicule qui, survenant à des stades différents de son évolution, donne lieu, suivant Broca, à des kystes d'aspects divers.

1° Au *stade embryoplastique*. — La tumeur, en se développant, comprime l'ébauche du bulbe qui s'atrophie; il subsiste une poche à revêtement épithélial contenant du liquide kystique sans trace de dent.

2° Au *stade odontoplastique*, le bulbe est bien différencié, mais la compression du liquide sur l'organe adamantin ne laisse se développer que des noyaux irréguliers que l'on retrouve dans l'intérieur du kyste.

3° Au *stade coronaire*, la couronne de la dent est formée, la poche kystique s'insère au collet de la dent. On a objecté à la théorie de Broca :

a) que certains kystes renferment plusieurs dents, mais Broca réplique qu'il peut y avoir eu division du bulbe ou fusion de plusieurs kystes.

b) que certains kystes renferment des dents libres. « La dent peut avoir pénétré secondairement dans la cavité kystique » (Broca).

c) Certains kystes récidivent : pour Malassez les débris épithéliaux paradentaires peuvent donner naissance soit à un kyste radiculaire, soit à un kyste paradentaire, ou dentifère, ou folliculaire. Il explique la pénétration des dents ou des débris dentaires par la compression qu'exerce la paroi du kyste en se développant sur ces différents éléments.

Albarran reprend les idées de Malassez et les défend. Le gubernaculum-dentis ou iter-dentis est un faisceau fibreux contenant des débris épithéliaux ; la dent, en le parcourant au cours de son évolution, exerce une compression sur les éléments épithéliaux qui prolifèrent et peuvent donner lieu à un kyste ; la dent peut, par compression, pénétrer dans la cavité kystique après en avoir résorbé la paroi. Les dents de lait qui n'ont pas d'iter-dentis, ne présentent qu'extrêmement rarement des kystes.

Symptomatologie. — Rien ne décèle la présence du kyste à son début. En grossissant, il devient apparent, soulève les parois osseuses entre lesquelles il est inclus, les amincit, les perfore en certains points et peut n'être plus recouvert que par la muqueuse gengivale. C'est une tumeur liquide dure, rénitante ; la paroi osseuse amincie ou existant à l'état de lamelles dans la muqueuse, donne la sensation d'une coquille qui crépite sous le doigt. On remarque l'absence de dent au niveau du kyste. Si la tumeur, dans son évolution, envahit le sinus, elle peut passer inaperçue jusqu'à ce que, par ses dimensions, elle ait dépassé le volume de cette cavité.

Pronostic. — Ce sont des néoplasies bénignes, mais susceptibles de récidives, et dans ce cas, elles peuvent donner lieu à des kystes multiloculaires plusieurs années après une première intervention.

Diagnostic. — On peut avoir à faire le diagnostic du kyste folliculaire d'avec le kyste hydatique. Ce dernier est excessivement rare, et l'on rencontre dans le liquide des éléments caractéristiques. Plus fréquemment, il faut distinguer le kyste folliculaire d'avec un odontome, mais ce dernier est plus dur, de forme régulière et la ponction exploration ne ramène aucun liquide.

Anomalies de structure. — Les anomalies de structure intéressent l'émail et l'ivoire. On les appelle généralement érosions. Pour Parrot, l'érosion atteint les dents permanentes dans l'ordre suivant : canines, 2ᵉ petites molaires, 1ᵉʳ petites molaires, incisives latérales et incisives centrales.

Pour Magitot, les dents permanentes les plus fréquemment atteintes sont : la 1ᵉʳ grosse molaire, les incisives inférieures et supérieures, les canines, les petites molaires, et, rarement les deuxièmes et troisièmes grosses molaires.

Cette altération affecte surtout les dents permanentes; elle n'est jamais isolée, et atteint constamment à un même degré, sous une même forme, les dents de l'une ou des deux mâchoires. La lésion a la forme d'une *échancrure* arrondie ou ellipsoïdale au niveau des incisives; pour les molaires, la surface triturante est transformée en une série de mamelons plus ou moins réguliers; le bord de la lésion est sinueux et recouvert d'un émail normal, reposant sur de l'ivoire sain.

Dans une deuxième forme, dite *érosion en nappe*, la lésion s'étend à presque toute la hauteur de la couronne qui semble rongée par un acide.

La lésion peut être réduite à un simple sillon,

ou peut présenter plusieurs sillons parallèles.
Enfin, il peut arriver qu'une dent devienne

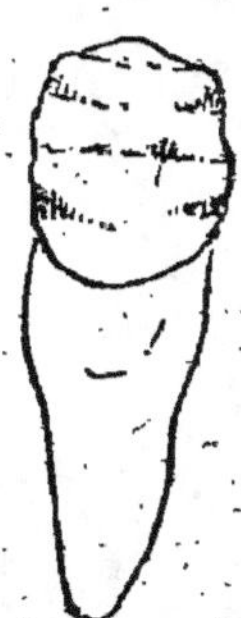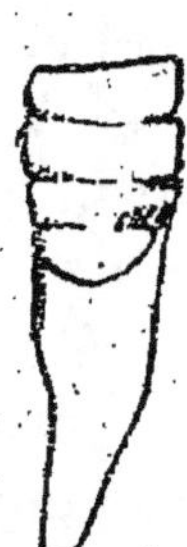

Dents avec des érosions de l'émail.

méconnaissable, elle prend le type dit « en gâteau
de miel » que Parrot considérait comme pathognomonique de la syphilis héréditaire.

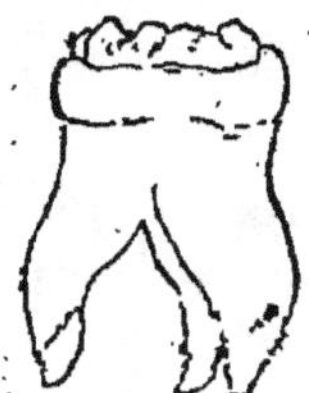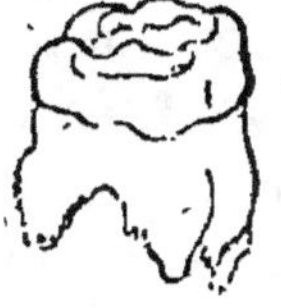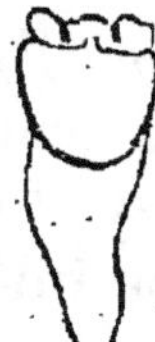

Dents en gâteau de miel (de Miller).

Pour Hutchinson, la *syphilis héréditaire* produit des lésions différentes plus caractéristiques,
consistant en une échancrure semi-lunaire à
convexité tournée vers le collet de la dent. Dans
cette échancrure, une ou plusieurs petites crêtes
font saillie au début et sont bientôt abrasées par

le travail de la mastication. A cette lésion peuvent s'en adjoindre d'autres : la dent est plus étroite au niveau du bord tranchant qu'au niveau du collet, les axes des deux incisives sont convergents. A ces lésions apparentes, correspondent des troubles de structure qui ont été particulièrement bien étudiés par Magitot et Capdepont. Ces auteurs constatèrent au niveau de la couche de dentine granuleuse, des malformations qui leur semblèrent être des amas de dentine globulaire. Capdepont constata en outre au contact de cette zone une ligne brunâtre, mince, d'émail granuleux. L'émail est donc attaqué sur sa face profonde et à sa périphérie, tandis que l'ivoire n'est atteint que superficiellement.

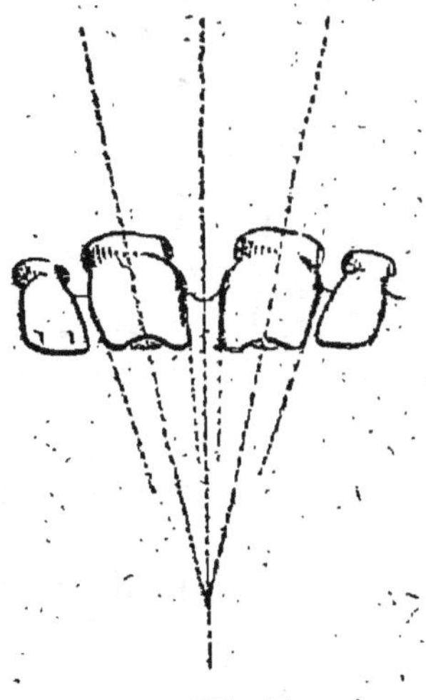

Dents d'Hutchinson.

Ces lésions qu'Hutchinson donne comme caractéristiques de la syphilis héréditaire, sont localisées habituellement et presque uniquement sur les incisives centrales permanentes supérieures ; mais il faut que se trouvent réunis les quatre caractères suivants : encoche, dent en tourne-vis, convergence des axes, siégeant sur les incisives centrales pour affirmer l'existence de la syphilis héréditaire.

D'autres troubles morbides, survenant dans le tout jeune âge, peuvent produire les mêmes lésions, mais c'est la syphilis héréditaire qui en est le plus communément la cause.

Capdepont qui a tout particulièrement étudié la question des *érosions dentaires* est arrivé à se convaincre qu'en dehors du trouble de la sécrétion calcaire, il existait une véritable altération cytologique de l'adamantoblaste; or, ces altérations, comme le démontrent le laboratoire et la clinique sont dues aux toxi-infections; elles constituent un symptôme permanent d'un processus morbide général habituel, identique à celui que peuvent subir les autres cellules de l'organisme.

L'intensité et la durée de la cause morbide impriment au follicule et à l'adamantoblaste, des lésions qui indiquent l'âge auquel le sujet a été atteint, et expliquent tous les troubles depuis les plus bénins jusqu'aux plus graves, depuis les périkématies jusqu'aux dents « en gâteau de miel ».

Theuveny, à l'occasion de nombreux examens histologiques, faits sur des fœtus et sur des jeunes enfants, a confirmé pour les dents temporaires, les conclusions que Capdepont avait établies pour les dents permanentes.

Anomalies de structure particulières à l'émail. — Les dents peuvent présenter des taches opaques, blanchâtres ou bleuâtres, isolées ou symétriques sur des dents homologues. Ces taches sont dues à des troubles de composition chimique et sont l'occasion de caries fréquentes pour les dents qui en sont atteintes.

Anomalies de disposition. — Ces cas concernent plus particulièrement les dents dont les germes sont soudés ou divisés.

1° *Réunion anormale.* — On classe dans cette catégorie le cas de réunion de deux dents avec conservation intégrale de la forme de chacune d'elles. Ces faits se présentent surtout sur deux dents permanentes dont l'évolution est contemporaine.

Cependant Wedl et Broca ont signalé des exemples de soudure entre canines et incisives temporaires.

2° *Disjonction. Division anormale.* — Les divisions anormales sont caractérisées par des sillons plus marqués entre les tubercules des molaires, des saillies du bord libre des incisives, une séparation exagérée, une bifidité anormale des racines.

Anomalies des maxillaires. — Certaines anomalies des maxillaires sont liées aux anomalies dentaires; toutes les causes générales susceptibles de provoquer des anomalies des dents peuvent agir sur les maxillaires; les malpositions des dents sont l'origine de malformations osseuses l'alvéole se moulant sur la racine. Pour le corps de l'os, les troubles que l'on y observe sont dus à des causes générales : pour Coles l'ossification prématurée des os du crâne provoque la formation du palais en ogive. Mme Sollier, Talbot, Bourneville ont signalé la présence de cette même malformation chez les enfants arriérés, idiots ou épileptiques.

Le *prognathisme des mâchoires* est fréquent chez les adolescents frappés d'obstruction nasale, catarrhe chronique, végétations adénoïdes.

Le suçage habituel du pouce peut produire les mêmes déformations. Le maxillaire inférieur par suite du trouble apporté à l'articulation dentaire, subit une déformation parallèle, mais moins accentuée. Les anomalies dentaires peuvent donner lieu à des malformations que l'on range en quatre classes.

1° *L'asymétrie*. — Dans cette malformation, il n'y a pas concordance des lignes paraboliques des deux mâchoires, leurs courbes sont différentes, et la déformation peut porter sur une seule mâchoire et même sur un seul côté. Le côté gauche est plus souvent atteint que le droit.

2° La *diastolie*. — La diastolie est l'élargissement du diamètre transverse des mâchoires dont les courbures et les rapports restent normaux.

3° *L'atrésie* est constituée par la diminution du diamètre de l'une ou des deux mâchoires. Dans cette malformation, le palais prend la forme ogivale, la partie antérieure de l'arcade est projetée en avant, l'articulation dentaire se trouve

viciée, la parole devient zézayante, la respiration
difficile.

4e Le *prognathisme* s'observe plus spécialement
chez les races inférieures. Il peut être limité à la
région alvéolaire on porter sur une ou sur les
deux mâchoires, en totalité. On observe trois
formes de prognathisme :

a) Le prognathisme maxillaire supérieur.

b) Le prognathisme maxillaire inférieur.

c) Le prognathisme double.

Le prognatisme inférieur est plus grave que le
prognathisme supérieur. Il s'accentue avec l'âge
par suite du glissement du condyle dans la cavité
glénoïde. Le patient retient mal sa salive, sa
mastication est défectueuse ainsi que sa phonation.

CHAPITRE XIV

LE TARTRE

Le tartre est un amas de micro-organismes et de sels alcalino-terreux ; certains de ces microbes sont pathogènes ; d'autres non pathogènes vivent en saprophytes dans le milieu buccal. Parmi ces derniers on trouve le bacillus subtilis, le bactérium termo, le bacillus amylobacter, le vibrio rugula, le leptothrix, les spirilles, le bacille de la pomme de terre, le spirochète denticola ; une série de micro-organismes isolés par Vignal, quelques microbes chromogènes, décrits par Miller. Quant aux microbes pathogènes presque tous les microbes connus peuvent se rencontrer dans la bouche et, par conséquent dans le tartre. Le bacille de Koch et celui de Klebs-Lœffler se rencontrent rarement toutefois ; mais on y trouve presque toujours le streptococcus pyogènes (Widal, Besançon) le pneumocoque dans 20 p. 100 des cas, le bacille encapsulé de Friedländer, dans 45 p. 100 des cas, le staphylocoque et le coli-bacille s'y rencontrent presque toujours.

Le tartre ne doit pas exister à l'état normal quoique peu de bouches en soient exemptes. On doit donc le considérer comme la conséquence d'un mauvais état du milieu buccal ou de l'état général.

Serres avait supposé l'existence de glandes tartriques qui, dans certains états pathologiques produiraient le tartre qui se déposerait sur les dents en des points d'élection. Ces glandes n'existent pas. Dumas, émit l'hypothèse de deux salives l'une alcaline, l'autre acide qui, par leur réaction permettraient au tartre de se déposer. Cette théorie ne peut résister à l'analyse des faits. Pour Magitot, le tartre résulterait du dépôt de sels alcalino-terreux, phosphates et carbonates, contenus dans la salive qui, arrivant avec elle dans la cavité buccale, au contact de l'air et des muqueuses seraient précipités et se déposeraient sur les dents.

Cette théorie combinée avec la théorie parasitaire de Galippe rend un compte exact du phénomène que constitue le dépôt de tartre sur les dents. D'une série d'expériences, Galippe est arrivé à conclure que la précipitation des sels terreux de la salive est due aux micro-organismes qu'elle rencontre dans la bouche, qui sont englobés dans le dépôt où ils continuent à vivre et à être dangereux pour l'organisme. Les micro-organismes jouent donc vis-à-vis de la salive, le rôle de ferments provoquant le dédoublement des sels de la salive et leur dépôt consécutif.

Le tartre est une substance pierreuse plus ou moins dure, allant du blanc au jaune ocreux, il peut aussi se présenter sous l'aspect d'un produit visqueux limoneux, adhérent au collet des dents. Il est composé de phosphates et de carbonates alcalino-terreux, de matières organiques provenant des aliments, de cellules épithéliales provenant de la muqueuse buccale, de globules graisseux, de leucocytes, d'innombrables micro-organismes pathogènes ou non, et, parmi eux, des microbes chromogènes qui lui donnent sa couleur.

Il se dépose en des points d'élection situés vis-à-vis des orifices des canaux salivaires, c'est-à-dire au niveau de la face externe des grosses molaires supérieures pour les glandes parotides, au niveau de la face linguale des incisives inférieures pour les glandes sub-linguales et sous-maxillaires; enfin, en tous les points où l'action mécanique de la mastication, ou celle exercée par la brosse au cours du nettoyage de la cavité buccale, se fait peu ou pas sentir. Ainsi le tartre se déposera plus particulièrement sur les dents qui n'ayant pas d'antagonistes, servent peu à la mastication ou sur celles qui, étant atteintes de pulpite, d'arthrite ou d'ostéo-périostite, sont systématiquement inutilisées à cause des douleurs dont elles sont le siège. La quantité de tartre varie suivant le nombre et la qualité des micro-organismes ; le tartre sera donc d'autant plus abondant qu'il se trouve dans la cavité buccale plus d'agents de fermentation. Sa qualité varie suivant la virulence des microbes qu'il renferme, et sa coloration est déterminée par la présence des microbes chromogènes qui y sont inclus.

Le tartre est moins commun quand le milieu buccal est acide. De plus, dans certains états pathogènes, les sels sont en proportions beaucoup plus considérables dans la salive et contribuent à augmenter la quantité de tartre qui se dépose dans la bouche.

Johnson donne au dépôt de tartre le nom de calculs et en reconnaît de trois sortes.

1° Les *calculs salivaires*, c'est le tartre proprement dit, formant soit une masse blanc-grisâtre, dure, adhérente, ou jaunâtre plus poreuse, plus molle, se désagrégeant facilement.

2° Les *calculs sériques* qui se forment sur le cément des racines, au niveau des portions de ces organes qui sont dénudées et qui ont été longuement en contact avec du pus ou des sérosités. Ils sont très durs, très adhérents, presque noirs.

3° Les *enduits*. — Ce sont des dépôts peu épais très adhérents à l'émail, souvent de couleur verdâtre, qui se forment toujours près du collet des dents, jamais au niveau des faces triturantes. On peut y ranger les dépôts tabagiques qui n'ont aucune action nuisible sur l'émail. Le tartre

9

exerce sur les gencives et sur les dents une double action des plus nuisibles. En s'insinuant entre la gencive et la surface des dents, il décolle la muqueuse, déchausse et ébranle les dents, et, par les microbes qu'il englobe il provoque des accidents infectieux, depuis les diverses variétés de gingivites, jusqu'à l'arthrite dentaire infectieuse, sans oublier les accidents généraux que peut provoquer la résorption constante de produits toxiques.

Aussi, pour toutes ces raisons, l'ablation du tartre s'impose-t-elle. Pour en éviter à nouveau la formation, il convient donc d'abord de soigner les dents malades, de remplacer, dans la mesure où cela est nécessaire les dents manquantes, de façon à rétablir la mastication bilatérale et par conséquent l'action mécanique de nettoyage que provoque la mastication.

Le détartrage s'effectue au moyen d'instrument spéciaux qui portent le nom de grattoirs, il doit être minutieux de façon à ne laisser subsister aucune parcelle de tartre; il doit être effectué avec les plus grandes précautions pour éviter de blesser la gencive au cours de l'opération et d'inoculer avec l'instrument chargé de micro-organismes la gencive d'où l'on cherche à éloigner ces foyers infectieux.

Les résultats d'un détartrage bien conduit sont très rapides, les dents légèrement ébranlées se consolident, et en quelques jours, la gencive a repris une coloration normale ; il ne se produit plus ces petites hémorragies renouvelées à chaque brossage des dents ; il ne restera au patient qu'à entretenir soigneusement ses dents en les brossant matin et soir avec une brosse dure et un savon ou une pâte savonneuse et en rinçant la cavité buccale avec une solution légèrement antiseptique.

CHAPITRE XV

ACCIDENTS DE VOISINAGE DUS AUX DENTS

Les accidents de voisinage dues au dents sont :
1° les ulcérations des joues et de la langue consécutives à des morsures ou dues à la présence de dents gâtées ou de vieilles racines. Elles présentent généralement des bords surélevés, violacés et de consistance ferme. Le fond de l'ulcération est grisâtre, la sensibilité est assez vive. Quand les ulcérations siègent à la langue elles sont extrêmement douloureuses spontanément et au plus léger contact ; les douleurs irradient vers l'oreille, elles sont provoquées par les mouvements de déglutition et leur violence est telle que le malade immobilise sa langue, si bien que la salive ne pouvant être déglutie, s'écoule par les commissures labiales. Ces accidents sont en général peu graves, et cèdent rapidement à un traitement approprié. Les attouchements au nitrate d'argent quand il s'agit de morsures et des soins bucco-dentaires plus réguliers, en amènent rapi-

dement la guérison ; mais, quand l'ulcération est due à la présence d'une dent cariée ou d'une racine, l'obturation de la dent ou l'extraction de la racine s'impose et, peu après l'intervention, la guérison se produit spontanément. Toutefois, cependant, certaines ulcérations d'origine dentaire tardivement traitées peuvent donner lieu à une transformation épithéliomateuse et être l'origine de cancers de la langue et de la muqueuse buccale, plus particulièrement chez les fumeurs et les syphilitiques.

A. — PHLEGMONS D'ORIGINE DENTAIRE

On observe dans le plancher buccal des phlegmons circonscrits et des phlegmons diffus. Les phlegmons circonscrits résultent d'une inflammation de voisinage, en général de périostite de la face interne du maxillaire, le plus souvent liée à l'évolution de la dent de sagesse. Ils sont caractérisés par un œdème volumineux du plancher buccal et de la région sus-hyoïdienne : la langue est tuméfiée, soulevée, la déglutition difficile, la respiration gênée, la voix altérée ; ces phlegmons se terminent généralement par un abcès, la résolution est rare.

PHLEGMON DU PLANCHER DE LA BOUCHE

Le phlegmon diffus du plancher de la bouche, plus connu sous le nom d'*angine de Ludwig*, reconnaît la même étiologie que le phlegmon circonscrit. Il est caractérisé par une inflammation gangréneuse du tissu cellulaire profond de la région sus-hyoïdienne et du plancher buccal. On l'observe de préférence chez les adultes.

Symptômes. — Le malade a souffert d'une dent, il est pris de fièvre, la déglutition est gênée; peu après, la région sous-maxillaire devient le siège d'une volumineuse tuméfaction qui évolue en deux ou trois jours; la tête est raide, penchée en avant du côté malade, la tuméfaction descend jusqu'au niveau du cartilage thyroïde, la peau est colorée, tendue, lisse, la bouche entr'ouverte, la salive s'écoule spontanément au dehors. La palpation donne une sensation de dureté ligneuse, sans fluctuation; si le malade, qui est généralement atteint de trismus, peut ouvrir la bouche, la langue apparaît tuméfiée, refoulée en haut par le plancher buccal, saillant, rouge violacé. La déglutition, la phonation, la respiration, sont notablement gênées; à cette période d'état la température est élevée (40°), les conjonctives sont infiltrées, sub-ictériques, le faciès grippé et l'on trouve généralement de l'albumine dans les urines.

Pronostic. — Le pronostic est sérieux, et la mort par infection généralisée est fréquemment la terminaison de cette grave affection.

Traitement. — Le traitement consiste à faire

une incision parallèle au bord du maxillaire, et
à aller, avec la sonde cannelée, à la recherche
du foyer purulent, souvent très petit et générale-
lement localisé dans la profondeur, directement
sous un point des tissus superficiels que la palpation révèle comme très douloureux.

Par l'orifice ainsi créé s'écoule une petite
quantité de pus très mal odorant. Il convient
alors d'établir un drainage et de soutenir les
forces du patient.

ADÉNO-PHLEGMON SOUS-MAXILLAIRE

Les adéno-phlegmons sous-maxillaires sont le
plus fréquemment précédés d'une infection d'origine dentaire, due à une dent infectée ou à
l'évolution de la dent de sagesse.

Symptômes. — Ils sont caractérisés par la
formation d'une tuméfaction sous la branche horizontale du maxillaire, allant du bord antérieur
du sterno-cléido-mastoïdien, jusqu'aux insertions
du digastrique au niveau de la symphise du
menton. La peau, d'abord normale, rougit, devient
lisse et luisante, la tuméfaction est dure, mal
limitée. Ces phénomènes s'accompagnent d'un
peu de fièvre, d'inappétence, la mastication est
difficile, la déglutition pénible, la salivation abondante; quelquefois, on observe du trismus. En
cinq ou six jours il se forme un foyer purulent
au niveau duquel la tumeur se ramollit; les

tissus s'œdématient dans le voisinage et le toucher en ce point devient douloureux. La fluctuation peu perceptible est profonde, le pus peut se faire jour soit à la face, amincissant peu à peu les tissus qui le recouvrent, soit au niveau du plancher buccal refoulant la langue. Si l'on n'intervient pas, la tuméfaction peut gagner les replis aryténo-épiglottiques et déterminer des troubles graves de la phonation et de la respiration, susceptibles de provoquer la mort par suffocation.

ADÉNO-PHLEGMON SOUS-ANGULO-MAXILLAIRE (Chassaignac).

L'adéno-phlegmon sous-angulo-maxillaire se localise dans la partie la plus reculée de la loge sus-hyoïdienne latérale et paraît fixée sous l'angle de la mâchoire; il est lié, le plus souvent, à l'évolution de la dent de sagesse, quelquefois à de la polyarthrite alvéolo-dentaire (Frey).

Dans cette affection, le trismus est plus constant et plus serré, la mastication, la déglutition et la phonation sont plus gênées que dans la forme précédente.

Traitement. — Le traitement consiste à faire une incision parallèle au bord du maxillaire, à deux centimètres en dessous de lui et à drainer.

ACTINOMYCOSE MAXILLAIRE

Les dents cariées peuvent être l'habitat d'un champignon, l'*actinomyses bovis*, qui donne lieu à une suppuration cervicale et jugale connue sous le nom d'actinomycose.

L'actinomyse envahit de préférence le maxillaire inférieur et y détermine des tumeurs inflammatoires qui suppurent ou des adénites, des adéno-phlegmons multiples et circonscrits, à marche chronique; d'abord durs, ils ne tardent pas à se ramollir soit à la joue, soit dans la cavité buccale laissant écouler du pus, mêlé de grumeaux jaunâtres contenant des actinomycètes.

Traitement. — Le traitement de l'actinomycose réside dans l'extraction de toutes les dents ouvertes à pulpe morte et dans l'ingestion d'iodure de potassium à la dose de 1 gramme à 1 gr. 50 par jour.

OSTÉITES DU MAXILLAIRE

Parmi les accidents de voisinage dus aux dents, il faut encore citer les ostéites du corps du maxillaire.

L'ostéite suppurée du maxillaire est souvent due à l'éruption difficile de la dent de sagesse, quelquefois à l'éruption de dents temporaires, à de la périodontite suppurée, gagnant chez les sujets débiles ou scrofulo-tuberculeux, le maxillaire. Elle peut être sous-gingivale et se limiter au bord alvéolaire; elle peut être sous-cutanée et atteindre la base de l'os.

Anatomie pathologique. — Le périoste est congestionné, décollé, du pus se collecte à sa face profonde, l'os sous-jacent est frappé de nécrose. Le plus souvent, l'ostéite du maxillaire est la conséquence, l'extension d'une périostite alvéolo-dentaire ; elle est plus fréquente à la mâchoire inférieure qu'à la supérieure. Elle débute par une douleur dentaire bientôt suivie par un gonflement douloureux siégeant sur le corps de l'os, et envahissant la région sus-hyoïdienne correspondante ; la peau est rouge, tendue, luisante, les douleurs sont vives et spontanées ; la fièvre, violente. Au bout de quelques jours, la tuméfaction est bien localisée, la peau devient infiltrée, la masse se ramollit, devient fluctuante, une collection se forme entre le périoste et l'os. Le long des alvéoles des dents intéressées le pus s'écoule ; d'autre part, l'abcès s'ouvre à la peau, sur le bord du maxillaire, donnant lieu à des fistules rebelles, les parties nécrosées s'éliminent, occasionnant de vastes délabrements.

Diagnostic. — Il faut bien distinguer l'ostéo-périostite dans laquelle l'os seul est atteint de l'adéno-phlegmon qui donne une tuméfaction plus étendue, qui est compris dans la loge sus-hyoïdienne et qui n'intéresse pas l'os.

Pronostic. — Le pronostic est bénin quand l'ostéo-périostite est limitée ; quand elle est diffuse, elle donne lieu à des nécroses souvent étendues, elle peut même provoquer la mort. L'ostéo-périostite du maxillaire supérieur peut être l'origine de phlegmons de l'orbite, de phlébite de la veine ophtalmique.

Traitement. — Le traitement consiste à donner issue au pus dès que sa présence est constatée.

INFECTIONS GÉNÉRALES D'ORIGINE DENTAIRE

Les infections d'origine dentaire sont quelquefois le point de départ d'infection générale. Ces faits connus de longue date ont été l'objet de récents travaux américains. Billing qui a étudié plus particulièrement cette question arrive à cette conclusion que des foyers locaux d'infection qui, par ordre de fréquence, sont : la bouche avec les abcès alvéolaires chroniques, et la pyorrhée, l'amygdale, les sinus, le naso-pharynx, la mastoïde, la trompe d'Eustache, puis les bronches et le tube digestif, enfin les organes génito-urinaires, seraient l'origine de bon nombre de maladies, plus particulièrement du rhumatisme, de l'endocardite, des néphrites, de la tuberculose même.

Pour A. D. Black l'abcès alvéolaire borgne est, de toutes les lésions, la plus dangereuse à laquelle nous ayons affaire à cause de la pression qui peut, à moment donné, se développer dans ce foyer et faire passer dans la circulation générale des micro-organismes.

Sans partager entièrement les idées de nos confrères américains, qui en arrivent à condamner toutes les dents atteintes d'infection chronique, il est évident que le but du stomatologiste doit être de supprimer tout foyer d'infection dans la cavité buccale avec l'idée que ce peut être une porte d'entrée pour une infection générale. Mais combien voyons-nous d'accidents dentaires, même sérieux, ne provoquer que fort peu de réaction ganglionnaire. La réaction de défense est telle que l'infection ne passe pas; que l'état général vienne à changer, des accidents graves surviennent avec une brutalité foudroyante. Aussi convient-il de supprimer toute dent, toute racine qui ne peut être utilement traitée; on éliminera de la sorte une des nombreuses voies encore mal connues par lesquelles les microbes pénètrent dans nos organes les plus intimes.

B. — ACCIDENTS NERVEUX D'ORIGINE DENTAIRE

Les accidents nerveux d'origine dentaire autres que la pulpite et les accidents nerveux qui accompagnent l'éruption des dents, sont de deux sortes : ce sont ou des accidents réflexes, ou des accidents névritiques. Ils sont sensitifs, moteurs ou trophiques.

Accidents sensitifs. — Quelquefois après l'extraction d'une dent atteinte d'arthrite pendant une période de trois à quatre jours, le patient souffre d'une névralgie qui a pour cause l'infection des filets nerveux péri-dentaires. Ces névralgies cèdent rapidement à un traitement antiseptique.

D'autres fois, après cicatrisation complète et même résorption de l'alvéole, la douleur névralgique persiste et est l'objet de crises avec irradiation vers l'œil, pour la mâchoire supérieure, vers l'oreille pour la mâchoire inférieure; la pression aux points sous-orbitaire, mentonnier, temporal, réveille de la douleur. Ces accidents névritiques sont entretenus par la permanence d'une infection due à la présence d'un petit corps étranger, d'un petit séquestre alvéolaire; l'extraction du débris de racine du séquestre, le curetage de l'alvéole incomplètement résorbée amène généralement la guérison. Quelquefois, cependant, les accidents douloureux persistent, et des crises avec irradiation à tout un côté de la face apparaissent, marquant une étape vers le tic douloureux de la face. Le tic douloureux de la face ou névralgie spasmodique (maladie de Fothergill, prosopalgie) est caractérisé par des douleurs sourdes permanentes s'exaspérant à la moindre occasion, l'ingestion des aliments, la phonation, et donnant lieu à des crises intenses accompagnées de mouvements convulsifs des muscles de la face et de la mâchoire, de gêne de la déglutition et de la parole. Les crises sont si pénibles, si épouvantablement douloureuses, que la vie devient intolérable et que le suicide termine souvent les douleurs des malheureux atteints de ce terrible mal.

Ces douleurs sont tantôt généralisées à la face entière ou tantôt limitées à un petit territoire du trijumeau. Il existe des formes avec hyperesthésie, d'autres avec anesthésie; d'après Nothnagel, l'anesthésie accompagnerait les formes anciennes, l'hyperesthésie les formes récentes. Jarre a signalé que certaines fois la douleur au lieu de répondre à un territoire nerveux connu, s'étale en nappe sur une région, par exemple le bord alvéolaire, où elle peut être réveillée par la pression; cette forme spéciale de tic douloureux a été décrite sous le nom de « névralgie des édentés ».

Diagnostic. — Le diagnostic étiologique de cette affection est difficile à établir; la névrite est due à une affection dentaire ou à une lésion osseuse de la face, ou est consécutive à des lésions encéphaliques, à un anévrisme de la carotide interne, à des tumeurs siégeant sur le trajet des nerfs ou à des exostoses. Jarre a émis l'hypothèse qu'il n'a pu vérifier, mais que la thérapeutique qu'il a appliquée semble justifier, qu'il s'agirait probablement de lésions cicatricielles des nerfs inclus dans les tissus de réparation à la suite des extractions, identiques à celles que les amputés présentent au niveau de leur moignon et qui sont quelquefois l'origine de névralgies si douloureuses.

Traitement. — Les traitements médicaux sont rarement efficaces. Les traitements chirurgicaux donnent en général de meilleurs résultats : ce sont l'élongation des nerfs et la névrotomie, la névrectomie, les extirpations des ganglions de Gasser ou de Meckel, mais, hélas, il y a souvent récidive. Jarre, s'appuyant sur la théorie sus-énoncée a, après avoir minutieusement repéré le siège des douleurs, pratiqué l'ablation de la région alvéolaire cicatricielle et obtenu dix-huit succès sur dix-huit interventions.

La radiothérapie a donné d'heureux résultats. Des injections d'alcool ont aussi à leur actif quelques succès.

Accidents moteurs. — Rodier et Chompret ont signalé en même temps des cas de paralysie faciale qui leur ont paru nettement d'origine dentaire. Pour Rodier, cette paralysie de la 7e paire serait une paralysie réflexe due à une lésion primitive de la 5e paire ou aurait pour origine la propagation d'une névrite de la 5e à la 7e paire.

Le diagnostic étiologique des paralysies faciales doit donc être accompagné d'un examen systématique de la bouche, ce qui permettrait d'écarter un certain nombre de paralysies faciales dites à frigore ; et, pour quelques cas, assurerait une guérison rapide, grâce à la suppression de la cause, à l'extraction de la dent incriminée.

Accidents trophiques. — En 1900 Jacquet

publia une série d'observations sur la pelade, concluant à l'origine neuro-trophique des accidents péladiques, qui auraient pour cause une irritation locale quelconque, mais le plus souvent liée à l'éruption des dents ou à des lésions dentaires diverses qui, par action réflexe, détermineraient la chute des cheveux.

C. — ACCIDENTS OCULAIRES

Ces accidents sont surtout occasionnés par les dents du maxillaire supérieur et plus particulièrement par ordre de fréquence par les canines, les prémolaires et les incisives. Les rapports de voisinage surtout les rapports vasculo-nerveux, les mêmes troncs donnant naissance aux vaisseaux et aux nerfs qui se rendent à la région orbitaire et aux dents, permettent d'envisager la possibilité du retentissement d'accidents dentaires sur l'organe de la vue et sur ses annexes, les phénomènes inverses étant excessivement rares.

Les accidents oculaires d'origine dentaire sont d'ordre infectieux, inflammatoire ou nerveux, mais ils peuvent se combiner et donner lieu à des phénomènes complexes. Wibo a constaté la fréquence entre les phénomènes du début de l'opacification du cristallin et certaines névralgies d'origine dentaire.

La périostite alvéolo-dentaire aiguë et chronique à tous les degrés, les abcès dentaires, les ostéopériostites, les accidents d'éruption de la dent de sagesse, les sinusites d'origine dentaire, peuvent amener soit par voie infectieuse, soit par voie veineuse, soit par contiguïté (périoste et os) des accidents oculaires qui ne céderont le plus souvent qu'au traitement de l'affection dentaire. Ces accidents sont les phlegmons sous-orbitaires, consécutifs à des sinusites d'origine dentaire, les thromboses de la veine ophtalmique, les amauroses qui font suite à des accidents veineux, l'exophtalmie, les névralgies et les paralysies consécutives à la compression des nerfs moteurs, les occlusions du canal lacrymal par propagation d'une périostite dentaire au périoste du canal oculo-nasal, s'accompagnant de larmoiement et de conjonctivite.

Les accidents nerveux oculaires d'origine dentaire intéressent donc toutes les parties de l'organe de la vue, ils provoquent des troubles de la sensibilité, de la motilité, des phénomènes sécrétoires et vaso-moteurs qui sont pour la plupart d'ordre réflexe ; à moins que par suite de l'infection l'on ne soit en présence de troubles névritiques ; ces troubles se produisent toujours du côté de la dent malade qui peut souvent passer inaperçu et nécessite un examen très minutieux, car le succès du traitement dentaire amène la cessation des accidents oculaires.

D. — ACCIDENTS AURICULAIRES

Les accidents auriculaires d'origine dentaire sont moins fréquents que les accidents oculaires. Seules les névralgies du nerf de la corde du tympan, branche du lingual qui longe la face interne du maxillaire inférieur, occasionnent des douleurs violentes en relation avec les accidents de la mâchoire inférieure. Quant aux accidents infectieux de l'oreille moyenne, ils peuvent se produire par la voie de la trompe d'Eustache à la suite d'inflammation de la gorge et de l'arrière-gorge, provoquée soit par des accidents d'éruption de la dent de sagesse, ou des accidents infectieux de cette même molaire (gingivite, gingivo-stomatite, périostite, etc.).

CHAPITRE XVI

OPÉRATIONS QUI SE PRATIQUENT SUR LA BOUCHE ET LES DENTS

Avant de procéder à la description des opérations pratiquées sur les dents, nous croyons utile de donner quelques notions sur les méthodes d'anesthésie, sur les soins personnels que l'opérateur doit prendre avant de commencer une intervention.

A. — ANESTHÉSIE

L'anesthésie peut être générale ou locale, cependant à l'heure actuelle les méthodes d'anesthésie locale sont tellement perfectionnées et les médicaments mis à la disposition des praticiens si nombreux et en général si peu dangereux quand ils sont employés avec prudence et discernement, que cette dernière méthode semble devoir être préférée à l'anasthésie générale.

Anesthésie générale. — Le *chloroforme* et

l'*éther* ne conviennent pas pour pratiquer les interventions d'aussi courte durée que celles que sont appelés à faire les stomatologistes, à cause de la durée de la période qui précède l'anesthésie, de la lenteur du réveil, des troubles qui suivent (nausées et vomissements) des dangers réels que présentent ces anesthésiques.

L'anesthésique général qui convient le mieux est le *protoxyde d'azote*, son action est rapide, le réveil est facile, et n'est qu'exceptionnellement suivi de nausées ou de vomissements. Il s'emploie seul, ou associé à l'éther ou au chloroforme.

L'anesthésie ne se produit qu'en amenant un certain degré d'asphyxie et, si l'on compte quelques accidents à son actif, ils sont beaucoup moins nombreux que ceux provoqués par le chloroforme. La durée de l'anesthésie est de trois à quatre minutes, suffisante pour les interventions buccales de courte durée.

Le gaz généralement contenu sous pression dans des bouteilles en acier, se détend dans un réservoir expansible, gazomètre ou ballon de caoutchouc, et de là, est conduit à un masque qui s'adapte très exactement à la face du malade grâce à un cornet muni d'un bourrelet de caoutchouc gonflé d'air.

Pour pallier au danger de l'asphyxie on a songé à établir un mélange de protoxyde et d'oxygène; divers dispositifs ont été établis à cet effet.

Un des derniers appareils construits dans ce

but est l'appareil de Blacke. Il est constitué par un support comportant quatre potences, deux portent des bouteilles d'acier, l'une contenant de l'oxygène sous pression, l'autre du protoxyde d'azote. Deux tubulures conduisent les gaz qui se dégagent des bouteilles à deux ballons suspendus aux deux autres potences, dans lesquels les gaz se détendent. Des ballons partent deux tubulures qui conduisent les gaz dans un réchauffeur commandé par un robinet mélangeur. Le réchauffement s'effectue par le passage du gaz ou du mélange gazeux sur une lampe à filament de charbon ; le gaz est ensuite conduit par un tube métallique souple au masque, muni, comme tous ceux qui servent à donner le protoxyde, d'un bourrelet à air pour permettre une adaptation parfaite sur la face du patient. Ce masque comporte un clapet qui permet aux gaz exhalés de s'échapper, et se ferme automatiquement pour empêcher la rentrée de l'air au moment de l'inhalation. Grâce à ce dispositif, le patient respire en vase clos ; la quantité d'oxygène qu'on lui donne permet d'éviter l'asphyxie que produit l'inhalation au protoxyde d'azote employé seul.

On a aussi employé comme anesthésique général, le *bromure d'éthyle*, ce gaz expérimenté pour la première fois en France par Terrillon (1880) a été employé en chirurgie générale soit seul, soit associé au chloroforme, mais, il a surtout été utilisé par les oto-rhino-laryngologistes. Son action, en général est rapide, l'anesthésie est complète, le sommeil dure de une à deux minutes, le réveil est instantané. Il n'en est pas toujours ainsi avec les nerveux, les alcooliques et les cardiaques qui ont des phénomènes d'excitation souvent très accusés. Cet anesthésique qui peut provoquer des accidents même à l'état de pureté est très instable et devient alors très dangereux ; il a été remplacé par le *chlorure d'éthyle* qui jouit des mêmes propriétés dont la stabilité est infiniment plus grande et les dangers considérablement moindres.

On administre le chlorure d'éthyle, au moyen d'un masque en caouchouc muni d'un bourrelet gonflé d'air qui en permet l'application hermétique sur la face du patient ; l'extrémité du masque est surmontée d'un récipient métallique portant deux tuyauteries, une sur laquelle est fixée une vessie où s'effectue le mélange d'air aspiré par le patient avec les vapeurs de chlorure d'éthyle qui arrivent par la deuxième tuyauterie. Le chlorure d'éthyle contenu dans une ampoule que l'on brise après l'avoir adaptée sur la tuyauterie du détendeur, est inspiré après mélange dans la vessie où le malade effectue sa respiration en vase clos. En quelques inspirations l'anesthésie est obtenue, sa durée est de deux à trois minutes, le réveil est rapide, et, en général, sans incidents. La dose habituelle de chlorure d'éthyle employé pour une anesthésie est de trois centimètres cubes, et peut être répétée sans inconvénients.

Réfrigérants. — Le froid provoque sur les tissus une insensibilité qui peut permettre de petites interventions chirurgicales, on a utilisé la glace mélangée de sel, on a aussi fait usage de l'éther appliqué avec l'appareil de Richardson, mais les deux produits que l'on utilise exclusivement aujourd'hui sont le chlorure d'éthyle et le chlorure de méthyle ; ou, le mélange de ces deux corps, renfermés sous pression dans des tubes pourvus d'un bouchage spécial qui permet l'émission d'un jet filiforme, que l'on dirige sur le point que l'on veut refroidir. En tenant la bouteille de liquide à 25 ou 30 centimètres du point sur lequel on désire opérer, on obtient rapidement un blanchiment de la muqueuse qui se couvre de givre. On prolonge plus ou moins l'application, suivant l'intervention que l'on a à faire. La réfrigération est suffisante pour faire : les extractions de dents temporaires, de dents atteintes d'ostéo-périostite, même l'extraction des dents uni-radiculaires, pour l'ouverture des abcès, les excisions de capuchons muqueux. Combinée à l'anesthésie locale, par injection de cocaïne ou de novocaïne, la réfrigération est très précieuse pour l'extraction des dents qui sont atteintes d'arthrite, que l'anesthésie locale, par les injections, est tout à fait insuffisante à insensibiliser.

Injections locales. — Dès son apparition, la *cocaïne* sous forme de chlorhydrate de cocaïne

s'est imposée en chirurgie comme agent d'anesthésie locale grâce aux travaux de Dastre, de
Reclus d'Isch-Wall ; et, en stomatologie, grâce au
études de Ginet.

On a aussi utilisé l'*eucaïne*, cocaïne de syn-
thèse dont les effets sont comparables à ceux de
la cocaïne.

On se sert pour pratiquer les injections d'une
forte seringue armée d'une aiguille filiforme et
l'on circonscrit par des injections, le point à insensibiliser. Si c'est une dent à extraire dont il s'agit
on introduit l'aiguille parallèlement à l'alvéole
sous-jacent en cherchant à passer entre le périoste
et l'on pousse l'injection qui nécessite une forte
pression pour pénétrer dans les tissus. Au fur et
à mesure que le liquide pénètre, la muqueuse
blanchit, on fait une injection sur chaque face de
la dent, et au bout de quelques minutes, cinq
minutes en général l'anesthésie est complète.

Le titre de la solution la plus employée est de
1 %, soit dans l'eau stérilisée, soit dans du sérum
physiologique. Mais, de nombreuses formules,
contenant outre la cocaïne, d'autres sels, ont été
établies ; en général, on ajoute une goutte de solution d'adrénaline au millième par centimètre cube,
cette adjonction a pour but de localiser l'action
de la cocaïne en territoire injecté et d'empêcher
l'hémorragie veineuse qui se produit après l'extraction, et qui peut gêner, dans la recherche des
débris dentaires en cas de fracture de la dent. Il

y a peu de contre-indication à l'emploi de la cocaïne si l'on a soin d'opérer sur un malade qui ne soit point à jeun et si l'on a soin de le placer en position déclive ; le moment le plus favorable est trois ou quatre heures après le repas. Cependant malgré ces précautions les patients, surtout quand on emploie des solutions adrénalinées, présentent quelquefois un petit état syncopal qui ne doit pas effrayer un praticien averti, quelques aspersions d'eau froide ont vite raison de ce malaise, et il est extrêmement rare d'être obligé de faire une injection de caféine.

Dans l'intention de diminuer ces accidents on a cherché depuis vingt-cinq à trente ans d'autres sels que la cocaïne. L'on dispose aujourd'hui de nombreux produits dont la *stovaïne* et la *novocaïne* sont les plus connus, et qui donnent lieu beaucoup moins souvent aux petits accidents relatés plus haut. Extrêmement rarement se produisent des accidents sérieux d'asphyxie et de syncopes graves, contre lesquels il faut toujours être paré.

L'anesthésie par la cocaïne peut être pratiquée en faisant l'injection sur les troncs des nerfs maxillaires inférieurs et supérieurs ; elle prend le nom d'anesthésie tronculaire.

Il faut, pour faire ces injections un matériel parfaitement stérilisé, composé, d'une seringue en verre, d'aiguilles de platine, de huit à neuf centimètres de long et de 6 à 7 dixièmes de millimètre de diamètre. On emploie généralement cinq centimètres cubes d'une solution de 2 % de novocaïne avec une goutte d'adrénaline au 1/1000 par centimètre cube. Il est préférable de placer le patient dans le décubitus dorsal, l'injection ne doit être faite qu'après s'être assuré qu'il ne vient pas de sang dans l'aiguille.

Pour le maxillaire supérieur, on suit en général la voie sous-malaire. On introduit l'aiguille le long du bord inférieur de l'apophyse zygomatique, à son union avec l'angle interne de l'os malaire, on pénètre obliquement d'avant en arrière, en dedans, en haut. L'aiguille rencontre la tubérosité de l'os malaire que l'on suit jusqu'à ce que le malade ressente une douleur en éclair dans le territoire innervé par ce nerf qui indique que la pointe d'aiguille est au contact du tronc nerveux ou presque. L'aiguille est en général en ce moment rentrée au maximum de cinq à six centimètres, on pousse alors lentement l'injection; l'anesthésie est plus ou moins longue à se faire suivant que le contact est plus ou moins immédiat, quelquefois, il faut attendre quinze à vingt minutes. Les complications sont rares et peu importantes, ce sont des hématomes de la fosse ptérygo-maxillaire, des nerfs moteurs oculaires de l'œil.

L'on emploie aussi la voie sous-orbitaire pour anesthésier le nerf maxillaire supérieur, mais elle est moins fréquemment utilisée; on peut passer par la voie buccale, mais cette voix nécessite une aiguille de forme spéciale et la présence d'un aide.

L'on peut aussi, quand, par suite d'infection le long des voies citées plus haut, on ne peut traverser ces régions, utiliser la voie sous-zygomatique que l'on prend plus spécialement pour anesthésier le nerf maxillaire inférieur par la voie cutanée.

Après avoir repéré le condyle et le bord inférieur de l'apophyse zygomatique, on enfonce lentement l'aiguille en dessous de ce bord, et à un centimètre en avant du condyle, l'aiguille après un trajet de quatre à cinq centimètres rencontre l'apophyse ptérygoïde; après l'avoir retirée de deux centimètres environ, on la replonge en arrière en faisant un angle aigu avec la première direction; à une profondeur égale à celle déjà obtenue on rencontre le nerf, on pousse l'injection et l'anesthésie se produit dans les mêmes conditions que pour le nerf maxillaire supérieur. Pour anesthésier le nerf maxillaire supérieur par la voie sous-zygomatique la manœuvre est la même, mais au lieu de faire pénétrer l'aiguille en arrière de sa position primitive, on l'enfonce en avant suivant un angle aigu et à un centimètre plus profondément ce que l'on apprécie en faisant courir un petit index de liège sur la tige de l'aiguille. On peut aussi produire l'anesthésie du nerf dentaire inférieur par la voie buccale. On se place devant le patient assis, on repère le trigone retro-molaire et l'on fait pénétrer l'aiguille le long de la face interne de la branche montante à un centimètre environ.

au-dessus de la face triturante des molaires, en tenant la seringue tout à fait du côté opposé de l'orifice buccal. Dès que l'on a pénétré de deux centimètres on pousse lentement l'injection en progressant jusqu'à ce que l'aiguille ait pénétré de deux centimètres et demie ; quand l'insensibilité paraît à la région mentonnière l'anesthésie est complète.

B. — HYGIÈNE DES OPÉRATIONS

La multiplicité des micro-organismes qui habitent normalement la cavité buccale, pourrait faire croire que les opérations sur la bouche et les dents sont inoffensives, que les plaies s'y réparent vite, sans incidents. Il n'en est rien, et il convient de pratiquer les opérations sur les dents et dans la bouche, en apportant tous les soins de propreté qu'exige une intervention de petite chirurgie. Ces mesures antiseptiques concernent : l'opérateur, le champ opératoire et les instruments.

L'opérateur dont les mains seules entrent en contact avec les parties malades, doit se brosser soigneusement les mains avec un savon antiseptique, et les passer dans une solution de sublimé à 2 p. 1000 par exemple pendant une minute.

Le champ opératoire doit être dans la mesure du possible isolé de la salive au moyen de compresses de toile roulée ou de rouleaux d'ouate stérilisée et maintenus en place pendant tout le temps de l'intervention. Toute la partie ainsi isolée doit être séchée avec de l'ouate stérile, puis passée à l'alcool à 90° et au besoin badigeonnée avec de l'iode quand on doit intervenir de façon sanglante.

Les instruments doivent être stérilisés. Pour obtenir ce résultat il faut avoir plusieurs jeux de chaque série d'instruments. La stérilisation doit être faite à la vue du sujet. On peut réaliser cette opération de multiples façons : par la chaleur sèche, la chaleur humide, l'ébullition, les bains antiseptiques, des vapeurs antiseptiques.

Après savonnage des instruments, on les place dans des plateaux de toile métallique que l'on porte dans un poupinel au gaz ou électrique et où on les laisse un quart d'heure entre 120° et 140° ou bien, on les place dans une étuve à vapeur d'eau sous pression, ou encore on les met dans une bouilloire contenant de l'eau additionnée de sous-carbonate de soude pour éviter que les instruments ne se rouillent. On peut également les laisser pendant un certain temps dans un bain d'oxy-cyanure à 5 p. 1000, ou les placer dans une étuve sèche à vapeur d'aldéhyde formique ; mais ce dernier procédé n'offre pas toutes les garanties voulues et l'étuve à vapeurs de formol ne peut guère être utilisée que pour conserver stériles des instruments déjà aseptisés par un des procédés susindiqués.

C. — OPÉRATIONS PRATIQUÉES SUR LES DENTS

Extraction. — Une des interventions le plus fréquemment pratiquées en art dentaire, est l'extraction. Cette opération présente quelquefois de grandes difficultés. On se propose de supprimer une dent saine qui ne doit pas être conservée parce qu'elle présente une anomalie ou pour la nécessité d'un redressement, ou bien il s'agit d'extraire une dent malade dont la conservation est impossible.

Indications. — On ne doit jamais enlever une dent sur l'avis seul du patient; la douleur pouvant avoir pour point de départ une dent souvent éloignée de celle incriminée par le malade. Il peut être indiqué de surseoir à l'extraction d'une dent qui a occasionné un abcès ou une fluxion dentaire, ou toute autre complication, s'il semble manifeste que l'extraction n'arrêtera pas le processus en évolution, ou si la dent présente un intérêt primordial à être conservé. En toute autre circonstance l'extraction s'impose. Même dans ces cas l'extraction peut être pratiquée, sans crainte qu'elle provoque de nouveaux accidents, elle ne peut qu'atténuer ceux déjà existants en ouvrant une porte à la suppuration d'une part, et en donnant une voie aux antiseptiques.

La seule contre-indication à cet acte opératoire réside dans le pressentiment de la difficulté que comporte l'intervention, qui, si elle aboutit à un insuccès provoque un traumatisme qui donne un coup de fouet aux accidents infectieux.

Technique opératoire. — L'extraction bien conduite se propose d'enlever la totalité de l'organe, sans léser les tissus voisins, avec le minimum de douleur pour le patient. L'extraction doit donc se faire sous anesthésie locale ou générale.

Elle comporte trois temps : 1° *la prise,* 2° *l'ébranlement* par luxation ou rotation, 3° *l'avulsion proprement dite.* Le premier temps de l'extraction, la prise est le plus important. D'une bonne prise dépend la plupart du temps le succès d'une extraction. Les mors du davier doivent prendre la dent transversalement, l'axe des mors se confondant avec l'axe de la dent, les mors doivent être guidés entre la gencive et la face périphérique de la dent et poussés aussi loin que possible. Une fois la prise assurée, en maintenant sans écraser le contact absolu avec la dent à extraire, il faut l'ébranler d'un mouvement continu sans brusquerie, ou effectuer un mouvement de rotation sur l'axe longitudinal, qui rompt les ligaments articulaires. Ce temps opératoire accompli, il suffit d'achever le mouvement qui convient et qui est particulier à chaque dent pour la sortir de l'alvéole. Il est impossible qu'il n'y ait pas de lésion des tissus voisins, au moins de la muqueuse, on doit les réduire au minimum, en tenant compte que ces complications peu importantes guérissent vite dans une bouche où les soins antiseptiques sont assidus.

Certains opérateurs décollent au moyen d'un instrument appelé *syndesmotome* la dent de son alvéole et de la gencive qui y adhère ; d'autres, effectuent ce premier temps au moyen des branches du davier qu'ils insinuent en bonne place avant le temps propre de l'extraction. Les fragments alvéolaires fracturés doivent être détachés, l'alvéole devant tôt ou tard disparaître par résorption. Enfin il existe un procédé, dit de l'écrasement qui consiste dans le cas où le davier n'a pas de prise directe sur les racines à prendre l'alvéole et la dent en masse, à broyer l'alvéole et à sortir ensuite les racines séparées et mobilisées. Cette manœuvre brutale en apparence, n'est pas plus douloureuse qu'une extraction normalement pratiquée quand l'extraction a lieu sous anesthésie locale. Elle ne présente pas de suites fâcheuses, la cicatrisation se fait dans les délais normaux.

Les instruments au moyen desquels se pratiquent les extractions, sont des leviers de différents genres, ce sont la clé de Garengeot, les daviers, et les élévateurs.

La *clé de Garengeot* est un instrument dont l'usage tend à juste titre à disparaître, la force qu'il déploie étant tellement grande, que souvent des fractures étendues se produisent au cours des extractions.

Les *daviers* sont des instruments ayant la forme de fortes pinces dont les mors affectent des formes et des courbures différentes suivant la situation sur l'arcade dentaire des dents qu'elles sont destinées à extraire. Pour les dents de la mâchoire supérieure, où le premier temps de l'extraction, la prise, comporte une poussée dans l'axe des mors du davier, on prend l'instrument en appuyant l'une des branches dans la paume de la main, en maintenant l'autre branche avec les quatre doigts et en fixant l'écartement des branches par le pouce dont la pulpe est introduit entre elles. Pour les incisives et les canines, les mors du davier sont dans le prolongement des branches. Pour les prémolaires et les molaires, l'axe des mors fait avec l'axe des branches un angle d'autant plus fermé que l'on s'éloigne vers le fond de la bouche; pour l'extraction des racines on emploie des daviers droits à mors plus fins pour les incisives et les canines, et les daviers dits en forme de baïonnette pour les racines de prémolaires et de molaires.

Pour les incisives, les canines inférieures et les prémolaires, on utilise des daviers dits « petits becs de faucon » dont l'axe des mors est dans le même plan que l'axe des branches, mais perpendiculaire à ce dernier.

Le davier est tenu à pleine main par ses branches, le pouce maintenant l'écartement. L'axe des mors étant perpendiculaire à la direction des branches, la poussée qui précède la prise s'effectue soit par un effort du poignet, soit en appliquant le pouce au niveau de la courbure, et en appuyant suivant l'axe des mors. Pour les grosses molaires, on prend le davier dit « grand bec de faucon » qui a la forme générale du précédent, mais dont les mors plus larges, présentent suivant leur axe une pointe saillante, et de part et d'autre de cette pointe deux canelures destinées à embrasser chacune une des deux racines de ces dents. La manœuvre est la même que pour les dents antérieures.

Pour les dents de sagesse du bas, on utilise souvent un davier à larges mors perpendiculaires et dans le même plan que les branches du davier et qui s'emploie en tenant les branches horizontalement, en effectuant des mouvements de luxation de droite et de gauche jusqu'à extraction.

La langue de carpe est un levier droit dont l'extrémité en forme de baïonnette se termine par une partie plane et taillée en biseau, pourvu d'une poignée perpendiculaire à l'axe de l'instrument.

On utilise cet instrument en appuyant la poignée dans la paume de la main, l'index allongé sur la tige, la concavité de la baïonnette correspondant à la commissure labiale. On introduit obliquement de haut en bas, le biseau terminal entre la 2e et la 3e grosse molaire, au niveau du collet, et l'on pousse l'instrument aussi loin que possible, en protégeant avec les doigts de la main gauche, la langue de l'opéré; puis on fait un effort de rotation sur l'axe de l'instrument, de façon à ce que le bord inférieur de la langue de carpe, soulève la dent, tandis que le bord supérieur prend point d'appui, sur la face distale de la 2ᵉ grosse molaire; c'est-à-dire que l'on fait tourner l'instrument de gauche à droite pour l'extraction de la 3ᵉ grosse molaire inférieure droite, de droite à gauche pour l'extraction de la 3ᵉ grosse molaire inférieure gauche.

On utilise aussi pour les extractions de racines des instruments dits *élévateurs* droits ou courbes, dont l'action est la même. Enfin, on emploie quelquefois, pour les racines profondément cariées et très friables, les *vis de Morrisson*, vis coniques en acier à pas profonds que l'on introduit sans effort dans les racines à extraire, une fois qu'on la sent bien fixée on introduit dans l'anneau qu'elle porte à son extrémité périphérique, une tige métallique, puis fixant la tête du patient sur la têtière en appliquant la main sur le front on tire d'une façon continue d'abord pour s'assurer que la vis est bien fixée, puis l'on exerce une traction brusque suivant l'axe de l'outil de façon à extraire la racine.

ACCIDENTS DE L'EXTRACTION

Fractures. — *Fracture de la dent.* — Le plus fréquent des accidents qui se produit au cours de l'extraction est la fracture, qui peut porter sur la couronne, sur la racine, ou sur les bords de la racine fortement cariée et friable. En général, ces accidents ont lieu parce que l'on s'est trop pressé, ou que l'on a pas bien examiné la dent ou la racine à extraire et que l'on a fait une prise incorrecte. Quand le débris est petit et profondément inclus dans l'alvéole, il ést quelquefois préférable de le laisser en place plutôt que de traumatiser sérieusement le tissu alvéolaire dont la vitalité serait atteinte et pourrait entraîner de la gangrène partielle de l'os et des tissus voisins ; surtout que la plupart du temps, par suite, d'une part, de la résorption de l'alvéole, d'autre part, de l'extrusion de la racine, il arrive un moment où la prise devient facile et l'extraction possible sans traumatisme ; mais les lésions peuvent porter sur les tissus périphériques et atteindre les gencives ou l'os. Les déchirures de la gencive se produisent parce que le contact des mors du davier avec la surface de la dent, n'a pas été maintenu étroitement pendant le premier temps de l'extraction, et que les mors ont glissé sur les faces de l'alvéole au lieu de s'insinuer entre la dent et le ligament, ou bien, parce que la prise a été trop brutale et que l'on a pris les parties molles en même temps que la dent, ou bien encore parce que la gencive très adhérente, d'une part, au ligament coronaire et au collet de la dent, n'a pas été désinsérée et que, dans le troisième temps de l'extraction, elle a cédé et s'est déchirée. Cet accident qui se produit plus particutièrement au niveau des 3ᵉ grosses molaires inférieures, peut être évité par l'emploi du syndesmotome, au moyen duquel on libère les insertions du ligament circulaire.

Les *fractures osseuses* peuvent aller depuis la simple fracture du rebord alvéolaire, sans aucune importance, dont il convient d'enlever toutes les petites esquilles, et de régulariser le bord à la pince-gouge, jusqu'à la fracture du maxillaire : rare au maxillaire inférieur, elle est un peu plus fréquente au maxillaire supérieur sur la tubérosité, portion de l'os très friable et très mince, au niveau de laquelle, il ne faut user des élévateurs pour pratiquer les extractions qu'avec une très grande circonspection. Ces fractures se produisent plus particulièrement chez les gens âgés, dont le tissu osseux est friable et cassant, chez les rachitiques, les ostéo-malaciques, les cancéreux; elles s'accompagnent d'un bruit sec qui ne peut laisser de doute sur la nature de l'accident. Il convient de cesser immédiatement toute tentative d'extraction et d'appliquer l'appareil de maintien approprié.

Luxation des dents. — Il peut se faire qu'au cours d'une manœuvre d'extraction mal conduite, on luxe une ou plusieurs dents voisines. Cet accident n'a pas, en général, de conséquences graves et la réparation se fait rapidement, quelquefois spontanément. Si la mobilité est trop accentuée, il faut fixer la dent mobile aux dents voisines, au moyen de fil de laiton pour en assurer la consolidation et observer la dent pour s'assurer que au cours du traumatisme, le pédicule vasculo-nerveux, n'a pas été sectionné ; ce qui se traduit par une coloration gris-rosé de la dent, qui tranche nettement sur les dents voisines et par l'abolition de la sensibilité aux agents thermiques. Dans le cas, où la mortification de la pulpe est constatée, il convient de trépaner la dent d'en enlever les filets radiculaires et de la traiter comme une dent atteinte de pulpite.

Au niveau des 1res et 2es grosses molaires supérieures et de la 2e petite molaire supérieure peut se produire un accident de peu de gravité s'il ne survient pas d'infection secondaire, c'est **l'ouverture du sinus** qui, dans ce cas, donne lieu, en général, en même temps que l'hémorragie alvéolaire, à un peu d'épistaxis. La plaie se ferme spontanément et tout se passe comme si l'extraction avait été simple, tout au plus pendant les premières heures le malade peut-il présenter une voix nasillarde ; par contre, l'accident devient plus fâcheux, quand au cours d'une extraction une racine fait irruption dans le sinus. Il faut, dans ce cas, agrandir l'orifice à la curette ou à la gouge, tâcher par des manœuvres très douces de ramener la racine accidentellement poussée dans la cavité sinusale ; il faut ensuite faire des lavages antiseptiques tièdes et veiller à la cicatrisation pour parer à toute menace d'infection.

Hémorragie alvéolaire. — L'hémorragie qui suit les extractions est une hémorragie veineuse qui ne dépasse pas, en général, quelques minutes. Quelquefois, après une ou plusieurs heures, l'écoulement sanguin qui avait cessé, se reproduit, pouvant devenir assez inquiétant. Ces hémorragies surviennent aussi bien après une extraction simple, qu'après une extraction compliquée ; elles ont pour origine la présence de vaisseaux anormalement développés dans les tissus lésés, ou une tension artérielle élevée du patient, ou un état dyscrasique du malade pouvant aller jusqu'à l'hémophilie. Dans ce dernier cas, quand on connaît cet état particulier du sujet et que l'extraction immédiate ne s'impose pas, un traitement préventif de quelques jours, composé d'ingestion de chlorure de calcium et au besoin de sérum de cheval, sous forme d'hémostyl, par exemple, permet de faire ces extractions sans trop d'appréhension. Quand ces hémorragies ont lieu, la compression seule par l'intermédiaire d'un tampon imbibé d'eau de Rabel, d'eau oxygénée, d'une solution saturée d'antipyrine, ou encore la compression avec de la cire ramollie dans de l'eau tiède, ou avec de la pâte à empreinte ; ou, enfin, l'application d'un bourdonnet de Penghawar, suffira à arrêter ces hémorragies. Dans quelques cas, on peut être amené à faire une injection d'ergotine et enfin, en dernier ressort on peut être appelé à pratiquer une ligature artérielle.

Dents barrées. — Il arrive qu'une dent, en apparence normale et dont l'extraction semble devoir ne présenter aucune difficulté, prise correctement, résiste anormalement, aux efforts de luxation que l'on pratique sur elle pour l'extraire. Si l'on insiste brutalement, la dent généralement casse. Pour éviter cet accident, il faut continuer les efforts de luxation en différentes directions, et presque toujours on mène à bonne fin l'extraction. Les difficultés que présentent l'avulsion de ces dents que les patients désignent sous le nom de dents barrées, tiennent à une divergence ou à une convergence anormale des racines, ou encore à une ossification partielle du ligament. Si, par malheur, la couronne a été fracturée, il faut avec un davier tranchant spécialement fait à cet usage sectionner les racines et les extraire séparément.

ACCIDENTS INFECTIEUX POST-OPÉRATOIRES

Après les extractions laborieuses, ou après l'extraction de dents infectées ou atteintes d'arthrite alvéolo-dentaire aiguë ou sub-aiguë, il peut y avoir une poussée inflammatoire qui donne lieu à une tuméfaction et à des douleurs vives et continues dues à de l'ostéïte et à l'élimination d'un petit séquestre (Cruet). L'évolution de ces phénomènes souvent accompagnés d'un peu de température, est en général de huit à dix jours. On a accusé aussi l'adrénaline de ces accidents que l'on a attribués à l'action de ce médicament sur le système vasculaire. Contre ces accidents, il faut agir par une médication antiphlogistique, des lavages chauds et antiseptiques de la cavité buccale, par un curetage soigneux de la cavité alvéolaire suivi de soins antiseptiques locaux, par des bains de pieds sinapisés etc. Les accidents infectieux d'origine dentaire, peuvent donner lieu à des abcès qui se collectent soit dans la cavité buccale où ils s'ouvrent, ou, avoir une tendance à s'ouvrir à la peau. Pour les premiers, il convient, en général, de donner issue au pus, soit au thermo soit au galvano-cautère, l'orifice ayant moins de tendance à se fermer que quand il a été fait au bistouri ; mais fréquemment cette intervention est inutile, la dent causale extraite, le drainage se fait par l'alvéole. Pour les abcès ayant une tendance à s'ouvrir à la peau, si cette dernière n'est pas trop amincie et violacée, comme on l'observe quand elle menace de s'ouvrir spontanément, il convient de tenter, pour éviter une cicatrice visible, d'ouvrir l'abcès par le vestibule buccal. Si cette intervention est impossible, il faut ouvrir au bistouri, cet instrument donnant lieu à une cicatrice moins visible et placer un drain, pendant quelque temps pour faciliter l'évacuation du pus.

Si la cavité de l'abcès est comblée de fongosités comme cela a lieu dans les formes chroniques, il faut, après ouverture, cureter la poche, faire des lavages antiseptiques et placer un drain.

CAUTÉRISATIONS

On peut cautériser une dent pour détruire la sensibilité de la dentine, quand à la suite d'une fracture, d'un limage, l'ivoire a été mis à nu, ou encore pour détruire la sensibilité des dents au niveau du collet, ou enfin, pour rendre indolore une dentine que l'on veut fraiser. Ces différentes interventions, se font à l'aide du cautère que l'on promène sur la surface à insensibiliser jusqu'à ce qu'elle ait pris une teinte mordorée. Le perchlorure de fer, le nitrate d'argent que l'on emploie dans le même but, ne donnent pas des résultats aussi profonds, mais, leur application est moins douloureuse. Le cautère appliqué aux gencives rend des services quand il s'agit de libérer un capuchon muqueux ou quand on veut par des cautérisations profondes détruire des tissus dans l'hypertrophie des gencives, dans la pyorrhée, ou quand il s'agit d'épulis. On l'utilise aussi avec succès pour faire de la révulsion dans les cas d'arthrite légère. Pour traiter les gingivites, on emploie plus spécialement des caustiques chimiques, l'acide chlorhydrique, l'acide chromique, le nitrate d'argent et le perchlorure de fer.

Le limage des dents se fait pour enlever certaines parties des tissus durs d'une dent, pour supprimer un angle, une saillie, arrondir un bord pour faire disparaître une carie superficielle, séparer des dents dans un but thérapeutique; on emploie soit, des limes métalliques, soit des meules fines de formes appropriées, en corindon ou en carborindon.

CHAPITRE XVII

GREFFE DENTAIRE

La greffe dentaire est une intervention qui a pour but soit de remettre dans son alvéole et de la maintenir jusqu'à consolidation, une dent qui a été luxée par un traumatisme, soit, après avoir créé un alvéole artificiel d'y implanter une dent sèche. Cette opération connue et pratiquée de longue date a été mise à la portée de tous les praticiens, par les travaux de Magitot et de David et de plusieurs autres auteurs.

On dit qu'il y a greffe par restitution quand la dent fraîchement luxée est, séance tenante, réimplantée dans son alvéole ; il y a greffe par transposition quand une dent fraîche est réimplantée dans une autre place ; dans ce cas, la dent peut être réimplantée au même individu, il y a greffe autoplastique : ou la dent peut être prélevée sur la mâchoire d'un premier patient et réimplantée chez un second, il y a alors greffe hétéroplastique, mais cette opération ne se fait qu'exceptionnellement, car il y a peu de praticiens qui consentiraient à extraire une dent à un sujet pour la réimplanter à un autre. Il n'y a guère que dans le cas où une dent est en surnombre ou quand elle gêne pour faire un redressement, que l'on peut être appelé à pratiquer cette opération.

Enfin, on appelle *greffe fraîche* celle qui se fait avec une dent récemment extraite dont le ligament et la racine sont encore saignants et humides.

On appelle *sèche* celle qui se fait avec une dent extraite de longue date et dépourvue de ses parties molles.

Greffe sèche. — Younger, dentiste américain, a, de nos jours, remis en honneur cette opération connue de longue date. Il en a même étendu les applications jusqu'à pratiquer des alvéoles artificiels dans des maxillaires dépourvus de dents depuis longtemps et à y réimplanter des dents sèches. Cette opération brillante pendant les premiers mois donne des résultats de peu de durée.

La dent paraît se consolider, en effet ; par suite des troubles physiques que la présence de cette dent provoque, il se fait dans l'alvéole artificiel des exostoses qui vont s'engainer littéralement dans des résorptions qui se produisent au niveau de la racine, si bien que la dent se trouve fixée en apparence, mais, le processus de résorption de la racine se continuant, la dent finit par tomber au bout d'un temps plus ou moins long. Aussi cette opération séduisante est-elle peu pratiquée.

Greffe fraîche. — *La greffe fraîche hétéroplastique.* — La greffe hétéroplastique d'un sujet à un autre peut être pratiquée avec succès, si la racine de la dent extraite s'ajuste bien dans l'alvéole où elle doit être réimplantée; si l'opération est faite dans de bonnes conditions d'aseptie. Dans ce cas, le résultat peut être durable, il y a reprise des connexions ligamenteuses et vasculaires. Ce mode d'intervention n'est guère applicable qu'aux dents uniradiculaires; elle n'est légitime que dans le cas où le donneur a une dent surnuméraire qu'il est indiqué d'enlever, aucun praticien ne consentant à extraire même avec le consentement du patient une dent saine susceptible de provoquer une mutilation au bénéfice d'un autre.

La greffe autoplastique par transposition. — La greffe autoplastique par transposition se fait très rarement, il est exceptionnel d'avoir l'occasion d'enlever une dent déterminée pour la réimplanter dans un autre point d'une même bouche. Il faut ou qu'il y ait une anomalie de position ou, par exemple, une dent surnuméraire d'un côté, et que la dent similaire du côté opposé soit cariée au point que l'extraction soit indiquée.

La greffe par restitution. — La greffe par resti-

tution se fait dans deux circonstances à la suite
d'un traumatisme, des dents ont été luxées, on les
réimplante séance tenante, ou bien le plus souvent,
ces greffes se font dans un but thérapeutique pour
amener la guérison de périostite alvéolo-dentaire
chronique avec lésions du sommet de la racine,
accompagnée d'abcès chroniques ou de fistules,
siégeant sur des dents uni-radiculaires (la pyorrhée alvéolaire, est une contre-indication formelle).

L'opération comprend l'extraction de la dent,
l'ablation de la partie de la racine atteinte de lésions
chroniques, la réimplantation et la fixation temporaire de cette dent. L'extraction doit se faire en pré-
cédant la prise de la dent de la désinsertion du
ligament qui doit être ménagé le plus possible ainsi
que l'alvéole. Ces deux temps de l'opération, quand
ils sont bien menés, constituent une chance de
réussite. Puis la dent doit être maintenue dans un
linge aseptique pendant tout le cours des interventions qui consistent d'abord à faire le traitement des canaux et leur nettoyage minutieux
avec des instruments stériles, puis l'obturation
absolue de ces derniers et de la cavité coronaire,
enfin l'excision de tout le sommet de la racine
atteint de résorption et infecté de ce fait. On
met alors la dent à l'abri dans un linge stérile
et l'on procède à la toilette de l'alvéole qui, pendant tout ce temps a été isolé de la salive par
des rouleaux de toile ou de coton. Au moyen de
tampons trempés dans une solution antiseptique,

on enlève tous les caillots de façon à voir les parois de l'alvéole nettes, puis, en la tenant au moyen du linge stérile, la dent est remise en place, en la poussant fortement dans son alvéole. Il ne reste plus qu'un temps, commun à toutes les greffes, la fixation temporaire de la dent aux dents voisines, qui se fait au moyen de fils de soie ou de bronze. Au bout de huit à dix jours, la consolidation est suffisante, à moins de complication, pour enlever les fils qui maintiennent la dent, et en général, au bout de trois semaines, la consolidation est définitive et l'inflammation a complètement disparu ; quelquefois, la fistule, qui a nécessité l'intervention, persiste pendant un certain temps, il peut même s'éliminer un petit séquestre sans que la réimplantation soit compromise.

CHAPITRE XVIII

HYGIÈNE ET THÉRAPEUTIQUE GÉNÉRALE DE LA BOUCHE

LES ANTISEPTIQUES.

L'hygiène permet de prévenir les maladies, la thérapeutique a pour but d'en atténuer, puis d'en annihiler les effets.

Un certain nombre de corps connus sous le nom d'*antiseptiques* concourent à ce double but, ce nom s'applique à toutes les substances chimiques qui jouissent dans une proportion plus ou moins grande de la propriété d'arrêter les fermentations ou d'empêcher le développement des micro-organismes.

Cornil, Duclaux, Hayem, Miquel, Miller, etc., ont étudié la valeur antiseptique des agents les plus fréquemment employés, et ont déterminé la valeur relative de chacun d'eux.

Les antiseptiques ont trois façons d'agir : soit en détruisant les tissus malades, soit en détruisant les micro-organismes, ou en agissant sur les produits de fermentation ou de sécrétion de ces derniers. Sur les tissus, l'antiseptique peut agir en coagulant leur albumine, en faisant contracter leurs vaisseaux, en les tannant par soustraction d'eau (Hayem).

Sur le micro-organisme il agit :

1° par oxydation (remplacement de H par O) ;

2° par réduction, c'est-à-dire par absorption de l'oxygène ; ces deux phénomènes provoquent la mort de la cellule ;

3° par coagulation du protoplasma albumineux qui, en cet état, est incompatible avec la vie.

Sur les produits de sécrétion et de fermentation les antiseptiques agissent en les modifiant ou en les détruisant, en faisant avec eux des combinaisons chimiques qui ne doivent pas être nuisibles à l'organisme.

Concurremment à certaines substances chimiques, on emploie certains agents physiques qui désorganisent complètement les tissus avec lesquels ils entrent en contact. L'action des antiseptiques n'est pas la même dans la bouche qu'elle est *in vitro*, et certains agents qui possèdent un pouvoir bactéricide énorme dans ces conditions, dans le milieu buccal ne donnent pas le même résultat, aussi, il faut les étudier séparément pour en connaître la valeur réelle.

Miquel qui a étudié l'action des antiseptiques sur les microbes de la putréfaction a constaté que les composés mercuriels étaient ceux qui avaient le pouvoir antiseptique le plus énergique ; viennent ensuite, l'eau oxygénée, le nitrate d'argent l'iode ; puis, en deuxième ligne l'acide salicylique et l'acide thymique. Miquel a encore étudié l'action des vapeurs antiseptiques ; c'est à l'iode que revient la première place, puis viennent le brome, le chlore et l'acide chlorhydrique.

Chamberlan, à l'institut Pasteur, a recherché l'action des essences sur la bactéridie charbonneuse ; il a reconnu que celle qui agissait le plus rapidement était l'essence de cannelle de Ceylan ; vient ensuite le vespétro ; mais, cependant leur pouvoir antiseptique est inférieur à celui des sels de mercure. Chamberlan a aussi montré que les sels de mercure étaient des antiseptiques plus actifs que le nitrate d'argent, l'acide thymique, le sulfate de fer ; enfin que pour l'ensemble des microbes, le bichlorure de mercure et l'acide thymique étaient les plus efficaces.

Miller qui a plus spécialement étudié l'action des antiseptiques sur les microbes que l'on pense généralement être les agents de la carie est arrivé sensiblement aux mêmes conclusions que Chamberlan.

Le formol nouvellement étudié par Berlioz et Miquel a un pouvoir antiseptique supérieur à celui du sublimé ; son pouvoir aseptique est encore plus considérable que son pouvoir antiseptique ; mais, le formol est très irritant et doit être employé très pur. Il agit par les vapeurs qui se dégagent de sa solution, ce qui le rend précieux, parce que, à cet état, il pénètre dans les moindres canalicules où il porte son action microbicide.

Les antiseptiques à solution aqueuse à cause de leur faible diffusion et de leur peu de pénétration, sont moins actifs que les médicaments diffusibles comme les essences, essence de cannelle, de santal, de gaïacol, de girofle qui leur sont préférées. Dans la pratique on utilise simultanément ou successivement ces divers agents d'antiseptie ne sachant pas à quel microbe spécial on a affaire et ne pouvant, par conséquent pas, pour chaque micro-organisme utiliser le médicament spécifique.

LES CAUSTIQUES

Caustiques chimiques. — Les caustiques chimiques sont des agents thérapeutiques qui, à divers degrés par leur action sur les tissus malades, les désorganisent et détruisent, pourvu qu'ils entrent en contact avec ces derniers, tous les micro-organismes. Certains de ces agents, tels l'acide phénique, la créosote, l'azotate d'argent, l'eau oxygénée, l'iode, suivant leur état de dilution, agissent comme antiseptiques ou comme caustiques ; mais, pour cet usage particulier, on emploie généralement l'acide chlorhydrique, l'acide chromique, le chlorure de zinc, l'acide arsénieux.

Caustiques physiques. — Les caustiques physiques agissent soit à l'état gazeux, soit par le contact d'une masse métallique chauffée au rouge sous forme de cautère actuel, de thermo-cautère ou de galvano-cautère. On utilise l'air chaud au dessèchement et à l'aseptie des cavités dentaires et des canaux radiculaires. On l'emploie aussi à vaporiser des substances médicamenteuses pour faciliter leur diffusion dans la dentine. Le fer rouge ou les cautères en platine constituent une source de chaleur, capable de détruire *in situ* les tissus malades, les parasites et de volatiser les sécrétions virulentes.

LES AGENTS MÉCANIQUES

A ces actions antiseptiques et thérapeutiques, qu'exercent les agents chimiques et physiques dans le milieu buccal infecté, il convient d'ajouter des phénomènes purement mécaniques, dont l'action contribue puissamment à aseptiser le milieu buccal, en entraînant constamment hors de la cavité buccale, les micro-organismes, les débris épithéliaux, les cellules mortes de toutes sortes, les corps étrangers, les débris alimentaires, tous corps qui contribuent à constituer un milieu éminemment favorable au développement microbien, étant donnée surtout la température voisine de 38° qui règne dans la cavité buccale.

Le principal de ces agents mécaniques est la salive, dont la sécrétion incessante nécessite des mouvements de déglutition qui entraînent avec elle toutes les impuretés contenues dans la cavité buccale, puis vient la mastication qui a une double action, en broyant les aliments, le frottement de ces derniers débarrasse la surface des dents des débris qui y sont déposés, ces derniers englobés dans le bol alimentaire, sont entraînés avec lui dans l'estomac. Enfin, viennent les brosses, les cure-dents, les poudres dentifrices, les fils, le bois d'ickori etc., qui sont autant d'agents mécaniques servant au nettoyage de la bouche et des dents. Les substances employées au nettoyage des dents, sont de deux sortes : les *opiats* et les *savons* d'une part, les *dentifrices liquides* d'autre part. Les premiers associent à un agent capable d'exercer une action mécanique, un agent antiseptique. Ils sont composés, soit de poudres inertes, plus ou moins dures, qui ont une action usante, et de ce fait, doivent êtres évitées, soit de poudres solubles qui ont une action purement antiseptique, l'action mécanique étant dévolue à la brosse. Les seconds sont composés de poudre savonneuse, or le savon est alcalin, état identique au milieu buccal normal, il est antiseptique, et, de plus, il dissout les matières grasses ; ces trois qualités suffisent à le faire préférer à toutes les autres pâtes ou opiats. L'emploi d'une pâte savonneuse, de savon de Marseille, ou même à leur défaut de savon de toilette au moyen d'une brosse suffisamment dure permet un nettoyage tout à fait satisfaisant de la cavité buccale et des dents. Il faut répéter ce nettoyage matin et soir et au besoin, rincer la bouche avec une solution antiseptique après chaque repas.

Les *dentifrices liquides* ne sont en général que des alcools aromatisés, associés ou non à un antiseptique, on en met généralement quelques gouttes dans l'eau tiède qui sert au rinçage de la bouche, après le brossage des dents.

Les soins de la bouche ne doivent pas comme bien des gens le pensent être uniquement pratiqués par les adultes, il est très important d'y habituer les enfants dès leur tout jeune âge. L'exemple sera pour eux un grand éducateur, et le désir d'imiter les parents et quelques judicieuses observations, auront vite fait d'accoutumer l'enfant à se brosser les dents au même titre qu'il lave sa figure et ses mains. Il est inutile de donner à l'enfant une brosse aussi dure que celle qui est nécessaire à un adulte, une bonne brosse, un savon ordinaire ou un savon dentifrice et une solution alcaline tiède conviendront parfaitement. Il est nécessaire que la solution qui sert au rinçage de la bouche soit alcaline parce que l'enfant est particulièrement prédisposé à des caries molles à évolution rapide à cause de son milieu buccal souvent très acide. Ces soins d'hygiène au point de vue général ne peuvent avoir toute leur efficacité que s'ils sont l'objet de mesures appliquées à la collectivité.

A mesure que les notions d'hygiène se vulgariseront par la création des services dentaires scolaires, par la création des services dentaires de garnison, l'individu apprendra dès l'enfance l'importance qu'il y a à soigner ses dents et à conserver sa bouche en bon état. Il les entretiendra dans la suite, et conservera l'habitude des visites fréquentes à un spécialiste qui pourra dépister, soigner et obturer les dents malades de bonne heure, et éviter aussi longtemps que possible de grands délabrements et la nécessité de porter des pièces prothétiques.

Formule de savon dentaire (P. Réal).

Essence de Wintergreen ou de menthe. .	V gouttes
Carbonate de magnésie.	40 grammes.
Savon médicinal desséché et pulvérisé. .	10 —
Carbonate de chaux précipité.	60 —

Formule de R. Cerbeland.

Craie précipitée	60 grammes.
Borax finement pulvérisé.	20 —
Résine de myrrhe finement pulvérisée. .	10 —
Poudre de savon.	10 —
Essence de menthe.	V gouttes

Enfin, il ne faut pas oublier que les maladies générales ont un retentissement énorme sur le milieu buccal et que, dans cet état, où tout porte le malade à se négliger, il est du devoir du médecin et de l'entourage de veiller à ce que ces soins particuliers ne soient pas oubliés, car la diminution de la sécrétion salivaire, le défaut de mastication, la desquamation de la muqueuse, l'état saburral de la langue, l'ingestion de lait contribuent à faire du milieu buccal un foyer particulièrement propre à cultiver les microbes, et capable d'engendrer de multiples accidents locaux. Aussi, au cours de ces affections, il convient de faire de fréquents lavages alcalins au bicarbonate de soude ou au borate de soude, de brosser les dents du malade, si cette manœuvre est possible, d'user de bains de bouche antiseptiques peu irritants, les muqueuses étant d'autant plus sensibles qu'elles sont plus altérées par le mauvais état général. Le thymol, le lysol conviennent plus spécialement. Dans le cas où le malade est porteur d'un appareil, il faut le tenir rigoureusement propre, ou ce qui est préférable, l'enlever, si possible.

CHAPITRE XIX

SOINS A DONNER AUX DENTS

OBTURATIONS — INCRUSTATIONS — COURONNES
DENTS A PIVOTS

Obturation. — La carie dentaire s'attaque aussi
bien aux dents temporaires qu'aux dents permanentes, il est tout à fait coupable de négliger de
soigner les dents des enfants, sous prétexte que
leur existence est limitée à quelques années. Il
ne faut pas oublier que la période qui s'écoule
entre un an et douze ans est une époque où l'organisme est en but à toutes les maladies de l'enfance
et où il a besoin de tous ses moyens pour se
développer. Une mastication normale, en permettant une bonne utilisation des aliments, est un
élément de santé de tout premier ordre. Un enfant
qui souffre des dents, mastique mal ses aliments,
dort mal et maigrit, sans compter qu'un milieu
buccal où évoluent des caries est un milieu infecté
et que l'ingestion de multiples micro-organismes
qui vivent en saprophytes dans la bouche est sus-

ceptible de provoquer des infections générales. Il faut donc soigner les dents temporaires jusqu'à l'époque approximative de leur chute naturelle; en permettant une alimentation normale, elles contribueront de deux façons à l'évolution de dents permanentes bien calcifiées, par une bonne élaboration des sels de chaux contenus dans les aliments et par la composition d'un milieu buccal aussi peu favorable que possible à la formation des caries sur les dents permanentes, dont l'évolution commence avant que toutes les dents temporaires soient tombées.

Sitôt qu'une carie est constatée, il y a lieu d'intervenir; le premier soin du praticien doit être *d'isoler la dent* dès ce moment du milieu buccal, et de n'y plus laisser rentrer que ses instruments qui devront être stériles et les médicaments qu'il jugera à propos d'y introduire, suivant chacun des cas.

Il faut bien se pénétrer de cette idée que la dent peut être la porte d'entrée d'infection localisée à la région buccale, mais qu'elle peut aussi provoquer des accidents quelquefois fort éloignés et que, en s'entourant des soins que l'on prendrait, pour accomplir un acte de petite chirurgie, non seulement, on facilite son travail par la méthode que l'on met dans l'accomplissement de cet acte, mais on évite, presque à coup sûr, des accidents secondaires, assez fréquents, quand on ne s'entoure pas de ces minimes précautions.

On réalise cet isolement de la dent, au moyen de rouleaux de coton placés dans le vestibule buccal et du côté lingual qui sont maintenus par un appareil à ressort nommé automaton, ou par une serviette roulée en cordon serré passée autour de la région à isoler et maintenu par le même appareil. L'idéal est, chaque fois qu'on peut la placer rapidement, de mettre la digue. La digue est une lame de caoutchouc mince, très élastique dans laquelle on pratique des orifices de grandeur appropriée en des points correspondants à ceux où se trouvent la dent à isoler et ses deux voisines, de façon à avoir un champ opératoire libre et sec. Les dents passées dans les orifices pratiqués à cet effet, on place sur ces dents des clamps, espèces de ressorts, qui fixent la digue au collet de la dent, ou on la maintient en place au moyen de ligatures à la soie. La digue est maintenue appliquée sur l'orifice buccal par un bandeau de tissu caoutchouté muni à chaque extrémité de pinces. Une fois les dents ainsi isolées on les assèche avec un coton, on passe de l'alcool dessus on dessèche le tout à l'air chaud, et on donne les soins appropriés, à la dent mise en évidence et isolée du milieu buccal. Un utile accessoire vient compléter ce dispositif, c'est la pompe à salive, petite trompe à eau, que l'on place entre la langue et l'arcade dentaire, qui évacue au fur et à mesure de sa formation, la salive dont l'abondance serait fort gênante pour le patient.

1° La carie est peu profonde, l'exploration à la sonde ne révèle pas de point douloureux. A l'aide d'une fraise montée sur le tour, on excise les tissus colorés et mous, et on les enlève, jusqu'à être parvenu, sur une surface blanche, nacrée, dure, sur laquelle la sonde exploratrice, quand on la fait cheminer, produit un crissement métallique sec. Ou d'emblée, la cavité a une forme appropriée à recevoir l'obturation, ou, il convient de lui donner une forme convenable, ce qui se fait au moyen de fraises ayant une taille spéciale et suivant des règles immuables régies par la mécanique; car il s'agit de combler par une substance plastique qui, une fois durcie, sera soumise aux actions combinées des divers plans composant la surface triturante qui lui est opposée; les résultantes de ces forces peuvent, si leur effort n'est pas compensé par l'ancrage de l'obturation aux parois de la dent, et par la transmission suivant la normale, au plan de base sur lequel repose l'obturation, provoquer la rupture des parois de la dent et la chute de la masse obturatrice.

2° Mais la carie peut ne pas être simple, et atteindre des couches de dentine douloureuse, à cet état, la pulpe vivante, est ou intacte, ou atteinte de dégénérescence. En général, lorsque la pulpe est intacte, la réaction à la fraise est vive mais de courte durée, et les attouchements à l'alcool provoquent une sensibilité qui cesse sitôt que l'on retire le tampon mis dans la cavité.

Quand la pulpe est atteinte, la réaction à la fraise est plus obtuse, et les phénomènes douloureux se prolongent plus longtemps, plusieurs minutes bien souvent. L'alcool provoque une douleur violente et persistante. Dans ce dernier cas, il y a lieu de procéder à l'ouverture de la chambre pulpaire, à la destruction du nerf et à l'extirpation de la pulpe et des filets radiculaires. Dans le premier cas, au contraire, après un pansement légèrement antiseptique et non irritant on peut au bout de quarante-huit heures, préparer une cavité suivant les règles et faire une obturation définitive.

Depuis quelques années divers moyens physiques ont été préconisés pour connaître l'état de la pulpe incluse.

Cavallié, au moyen d'une bobine d'induction, fait passer un courant dans la dent, et constate sur un curseur le nombre de divisions dont l'induit a dû être engagé dans l'inducteur pour déterminer l'apparition de la douleur, ce qui correspond à un certain nombre de milli-ampères. Moins ce nombre est élevé, moins la vitalité de la pulpe est atteinte, plus elle est susceptible d'être conservée.

Pincemaille chronomètre le temps que met la douleur provoquée par le travail de la fraise à disparaître et quand la sensibilité s'éteint en moins de 1' à 1'5 il considère la pulpe comme étant en état d'être conservée.

D'autres moyens encore permettent d'apprécier l'état de la pulpe, et de juger de l'opportunité de la conserver ou de l'extirper.

3° La pulpe est à nu ou située sous des tissus complètement désorganisés et ramollis. Après avoir délicatement découvert une des cornes pulpaires, l'on dépose en ce point une parcelle d'acide arsénieux soit sous forme de pâte arsenicale, soit sous forme de coton phéniqué imprégné d'acide arsénieux, en ayant bien soin de protéger les tissus mous voisins; puis l'on obture hermétiquement la dent avec de la gutta ou du ciment temporaire, en évitant soigneusement la compression. Au bout de quarante-huit heures, on peut procéder généralement à l'extirpation de la pulpe qui se fait au moyen de fils d'acier barbelés que l'on introduit dans les canaux, en plein tissu pulpaire. Quelques tours de torsion suivant l'axe longitudinal du tire-nerf, accrochent solidement le filament nerveux à la sonde qui ramène la pulpe radiculaire. Après élargissement du ou des canaux, il est bon de les bien débarrasser au moyen d'une sonde chargée de quelques bribes de coton hydrophile, trempées dans de l'eau oxygénée, du sang qui peut s'y être épanché; puis de les sécher, d'y passer des mèches d'alcool, et de faire un pansement avec un antiseptique non irritant.

Après quelques jours, on ouvre la dent après l'avoir isolée complètement de la salive, on extirpe tous les cotons, et on obture les canaux. Il fut un temps où on les obturait de façon telle qu'il était impossible d'y retoucher en cas de phénomènes infectieux secondaires; on remplissait à bloc les canaux d'amalgame ou de ciment. Aujourd'hui, on les comble de gutta ou d'une pâte antiseptique, faite par exemple de trioxyméthylène et d'oxyde de zinc dans des proportions variant de 1/30 à 1/4 malaxés avec de l'eugénol ou avec un mélange par parties égales d'eugénol et d'acide phénique.

Les canaux ainsi obturés, on bouche la chambre pulpaire et le fond de la cavité avec un ciment à l'oxychlorure de zinc, auquel on donne une forme appropriée comme ciment de base et après quelques jours de mise en observation on construit l'obturation définitive.

Enfin, le nerf est mort; après nettoyage superficiel de la cavité et des orifices des canaux, en ayant bien soin de n'exercer aucune pression qui pourrait faire passer au delà de l'apex des produits septiques, capables de provoquer une inflammation péri-radiculaire pouvant aller jusqu'à l'abcès, on place, dans une première séance un pansement antiseptique. A l'heure actuelle, il semble reconnu que le formol, ou aldéhyde formique est un antiseptique de choix pour ces dents, à condition d'être employé très pur et et d'une façon très prudente. Aussi est-ce, en général, à lui, ou à des composés formiques que l'on s'adresse. Après quelques jours, on retire ce premier pansement ; si les cotons n'ont pas d'odeur autre que celle du médicament, on nettoie les canaux avec des instruments à main ou avec des fraises spéciales montées sur le tour, jusqu'à ce que les cotons imprégnés d'alcool que l'on introduit dans les canaux, ressortent incolores. On remet un pansement formolé et l'on bouche avec un ciment provisoire de préférence. Huit jours après, s'il n'y a eu aucune réaction, on bouche les canaux avec la pâte indiquée plus haut et l'on continue le traitement jusqu'à obturation comme pour les cas précédents. Quand il y a une réaction, ce qui se traduit par de la sensibilité provoquée ou spontanée, de la rougeur, quelquefois du gonflement, on recommence les pansements, en y associant une médication externe symptômatique jusqu'à cessation de tout phénomène anormal.

Les caries, qu'elles soient superficielles ou pénétrantes, n'ont pas toujours le même siège. Elles ne sont pas toutes centrales ; très souvent, elles sont situées sur les faces proximales des dents ; généralement la dent située vis-à-vis de celle qui est atteinte de carie, présente une lésion ; il existe aussi des caries sur les faces vestibulaires et sur les faces linguales des dents, mais, celles-ci sont plus rares, et siègent presque toujours au collet ; on ne les rencontre qu'exceptionnellement chez les jeunes sujets.

Enfin, très fréquemment, les caries affectent

simultanément deux ou plusieurs faces d'une même dent, et donnent lieu à des caries composées proximo-triturantes, disto-triturantes, vestibulo-triturantes, linguo-triturantes, etc. Lorsqu'il s'agit des incisives et des canines, qui n'ont pas de face triturante, mais un bord incisif, la carie est dite proximo-incisive, par exemple.

A chacune de ces formes de caries correspond une façon-type de préparer la cavité suivant la masse obturatrice employée. Les principes généraux qui guident dans la coupe de la cavité sont les suivants :

1° Il faut que la somme des pressions qu'exercent les différentes surfaces de la dent opposée, soient transmises normalement aux tissus de la dent malade, c'est-à-dire perpendiculairement sur le fond de la cavité, par l'intermédiaire de l'obturation ;

2° Que les forces transverses qui produiraient l'arrachement de l'obturation soient contrebalancées par des artifices de coupe qui s'opposent à cette exérèse. Dans ce but, on taille dans les parties solides de la face triturante des mortaises dans lesquelles s'engage un tenon faisant corps avec la masse obturatrice, ou bien encore on taille à la fraise, dans le fond de la cavité, des plans dont la pente tend vers l'axe de la dent. Quelle que soit la substance obturatrice employée, il est bon d'avoir toujours présents à l'esprit ces principes, même quand l'on désire obturer une dent avec une substance plastique jouissant de propriétés adhésives sérieuses.

Les substances obturatrices. — Les substances obturatrices sont nombreuses et ont chacune leur indication précise. Les unes sont plastiques, les autres sont constituées de blocs moulés que l'on scelle dans la cavité.

On utilise, pour obturer les dents, les ciments dentaires, les amalgames, le platine en feuilles battues, l'or, l'étain en feuilles ou le mélange de ces deux métaux; on emploie également l'or sous forme de blocs coulés en cire perdue d'après des empreintes prises dans les cavités des dents et, la porcelaine que l'on fait cuire au four électrique ou au chalumeau oxhydrique dans une feuille de platine très finement estampée dans la cavité de la dent. L'or est une excellente matière obturatrice, mais nécessite impérieusement une préparation de cavité irréprochable et un bon opérateur; bien travaillé, il devient très dur, et résiste fort bien à l'action de la mastication, sa couleur ne s'altère pas, quel que soit le milieu buccal, mais, c'est une substance coûteuse et le travail demande de la patience et de l'endurance de la part de l'opéré; il ne peut s'effectuer que dans une cavité absolument à l'abri de l'humidité. Une objection aussi a été faite à l'or, sa couleur, très voyante, quand les aurifications siègent sur les dents antérieures; on peut atténuer cet effet disgracieux, en combinant en proportions variables, suivant la coloration que l'on veut obtenir, des feuilles d'or avec des feuilles de platine.

Quand, pour des raisons esthétiques, l'or est contre-indiqué, on peut, sur les dents antérieures, faire des obturations, avec des blocs de porcelaine, ou avec des ciments au silicate, dont l'aspect, quand la couleur a été bien étudiée, est du meilleur effet. Les amalgames donnent, en général, des obturations moins durables que l'or ; ils se déforment, ils sont susceptibles de rétraction ou de dilatation qui sont nuisibles à la dent, ils changent fréquemment de couleur et souvent, les tissus dentaires prennent à leur contact une coloration indélébile. Cependant, à l'heure actuelle, on obtient des amalgames pour lesquels ces défauts sont très atténués et qui, manipulés avec soin, donnent d'excellents résultats et font de l'amalgame, une bonne obturation peu coûteuse.

En travaillant l'amalgame avec peu de mercure, et, en comprimant vigoureusement au moyen d'une pince, la masse obturatrice, pour en faire sortir l'excès d'hydrargyre, on obtient un bloc qui se divise en nombreux morceaux, qui, foulés consciencieusement dans la cavité, contiennent suffisamment de mercure pour se lier les uns aux autres et donner naissance à une masse homogène, très dure, ne comportant ni rétraction, ni déformation, se polissant très bien. Quand il s'agit de cavités composées auxquelles une paroi fait défaut, il est indispensable, pour pouvoir travailler dans ces conditions l'amalgame, de reconstituer la paroi manquante, par une bande métallique soudée en forme de matrice, et de la laisser en place jusqu'à complet durcissement.

Les *amalgames* sont des alliages, dans des proportions diverses, de platine, d'or, d'argent et d'étain que l'on amalgame avec du mercure après avoir réduit le lingot en copeaux ou en limailles. Certains amalgames ne contiennent que de l'argent, d'autres, de l'argent et de l'or, quelques-uns, contiennent, en plus, un peu de platine. En général, plus un amalgame contient de métaux nobles, plus il est dur, et moins il change de couleur; il existe aussi un amalgame qui contient du cuivre, il a l'inconvénient de noircir dans la bouche, où il donne lieu à des sulfures de cuivre; mais, cet inconvénient est compensé par de réels avantages, la présence du cuivre dans l'amalgame permet de prolonger l'existence de certaines dents à dentine très ramollie et crayeuse, qu'aucune autre obturation ne serait capable de maintenir si longtemps. Certains auteurs prétendent que les amalgames au cuivre durcissent l'ivoire et qu'ils ont une action antiseptique.

On emploie aussi, pour obturation, l'*étain*, sous forme d'étain en feuilles, seul ou associé à l'or. Seul, il a peu de dureté et, pour cette raison, est peu recommandable; combiné avec l'or, il donne de bonnes obturations rapides à exécuter et dont l'aspect et la résistance devrait rendre l'emploi plus fréquent. On l'utilise presque exclusivement pour les cavités centrales de molaires, plus particulièrement chez les enfants.

Les *ciments* sont des masses obturatrices, en général plus esthétiques que celles que nous venons de décrire, mais ils ont une utilisation plus restreinte parce qu'ils donnent des obturations moins résistantes que les obturations métalliques. Il existe quatre variétés de ciments : le ciment à l'oxychlorure de zinc, doué depropriétés irritantes quand il est employé dans des cavités à pulpe mal protégée. On l'utilise surtout pour faire les fonds de cavité de dents mortes, quand après avoir obturé les canaux, il s'agit de renforcer les parois et de faire le ciment de base.

Le *ciment à l'oxyphosphate de zinc* est mieux toléré par la pulpe, il est souvent utilisé comme ciment temporaire, il résiste mal aux fluides de la bouche.

Le *ciment à l'oxyphosphate de cuivre* jouit, en partie, des mêmes propriétés que l'amalgame au cuivre; on l'utilise dans les mêmes cas; il a le désavantage de noircir.

Il existe, actuellement, des *ciments mixtes* : cuivre et zinc qui semblent ne pas changer de coloration, résister longuement à la mastication, et être fort adhérents.

Enfin, on utilise de plus en plus, des *ciments à base de silicate*. Ces ciments ont pour propriétés d'avoir une transparence qui se rapproche de celle de l'émail, ce qui rend les obturations vraiment esthétiques. Quand ils ont été bien travaillés à l'abri de l'humidité, grâce à l'emploi de la digue, ils changent peu ou pas de coloration; ils comportent un grand assortiment de teintes, qui permet d'arriver à une approximation très grande des tissus naturels. Ces qualités sont contrebalancées par un défaut, ces ciments sont, en général, très peu adhérents et obligent à donner une forme spéciale à la cavité.

On utilise aussi, pour obturer les dents, une méthode toute différente de celle que nous venons de décrire ; elle consiste, la cavité étant préparée de dépouille, avec un plan de base comportant une pente dirigée vers le centre de la dent, et une mortaise ouverte suivant l'axe de la dent, à en prendre le moulage très précis avec une cire dure spéciale. La cire retirée de la cavité, au moyen d'une tige métallique, est placée sur un cône de bois, et est entourée d'un cylindre de cuivre. Ceci fait, après avoir enrobé la cire au pinceau avec un mélange de plâtre et d'amiante, résistant à de très hautes températures, on comble le vide qui existe entre le moulage et le cylindre par un mélange de plâtre, amiante et grès. Quand l'ensemble est parfaitement sec, on retire le cône de bois qui laisse dans le moulage en plâtre un entonnoir, dont le centre est occupé par la tige métallique qui a servi à retirer la cire de la cavité. On chauffe l'ensemble, on retire la tige de métal ; par le canal qui en résulte, s'écoule une partie de la cire en fusion ; on porte progressivement le cylindre au rouge jusqu'à ce que, par l'orifice situé au fond du cône, on aperçoive l'intérieur du moulage rouge-cerise. A ce moment, on met dans l'entonnoir, qui surmonte le cylindre, une quantité d'or, équivalente au double environ du volume du bloc à couler, et on le porte à la température de fusion ; quand le métal est devenu liquide, soit par le procédé de la force centrifuge, soit par la pression de vapeur d'eau ou par le vide, on précipite l'or dans le creux dont il épouse les moindres reliefs. Ce bloc est ébarbé et poli, et, après scellement, est bruni dans la cavité. Ce mode d'obturation convient aux dents à parois faibles, aux grosses pertes de substance, mais il demande à être fait avec beaucoup de soin et beaucoup de précision. Pour les dents antérieures, on utilise les blocs de porcelaine. Les uns sont des blocs préparés à l'avance (Dall), légèrement tronc-coniques, et de teinte appropriée. On prépare avec une fraise également tronc-conique, une cavité de grandeur proportionnelle à la carie et, en se référant au numéro de la fraise, on choisit un bloc de même dimension que l'on scelle dans la cavité et que l'on polit ensuite jusqu'à affrontement avec les bords de la dent.

Les autres sont constitués de pâte de porcelaine de couleur appropriée, que l'on cuit au four électrique ou au chalumeau oxhydrique dans un moulage obtenu en brunissant dans la cavité une mince feuille de platine. Les températures de cuisson varient de 700° à 1.500 suivant la composition de la pâte, les porcelaines à haute fusion étant plus dures que les porcelaines à basse fusion. Après refroidissement, on enlève la feuille métallique et l'on scelle le bloc de porcelaine dans la cavité.

On utilise encore pour les obturations, des ciments à prise rapide de consistance crayeuse et la gutta ; mais ces substances ne servent qu'à faire des obturations temporaires, ou à clore des pansements dans les dents.

Ces divers matières obturatrices, ne conviennent pas indistinctement à toutes les dents. Aux cavités peu pénétrantes des molaires, à parois résistantes, conviennent les obturations métalliques, soit l'amalgame, soit l'or sous forme d'aurification, à l'or adhésif ou l'or mou, ou bien à l'or étain que l'on utilise plus spécialement à cause de la rapidité avec laquelle peuvent se faire ces obturations dans les cavités centrales des molaires chez les enfants.

Incrustations. — Sur les incisives et les canines, il est préférable de ne faire que des aurifications ou des ciments au silicate à cause de l'aspect esthétique de ces dernières obturations. Quand la cavité est pénétrante avec des parois résistantes, l'amalgame convient particulièrement pour les molaires, après avoir comblé le fond de la cavité avec un ciment à l'oxychlorure. Quand les parois sont faibles, il est préférable d'employer le ciment, ou faire des *incrustations métalliques*, après avoir comblé de ciment les parties en retrait, et exécuté tous les travaux préliminaires à ce genre de travail. Quand il s'agit des incisives, le ciment au silicate est toujours indiqué, ou l'or, mais, cette fois sous forme d'incrustation, ce mode d'obturation étant plus aisé à réussir qu'une aurification importante avec reconstitution d'angle, par exemple.

Couronnes. — Enfin, quand la dent, une fois traitée, l'obturation a peu de chances de résister au choc répété de la mastication, ou, que les portions qui restent de la dent, semblent devoir être insuffisamment solides, il faut, pour ne pas, à plus ou moins brève échéance, priver son patient de l'usage d'une dent, sans compter les troubles de voisinage que cela amène, conseiller une couronne d'or, ou s'il s'agit d'une dent accessible à la vue, une dent à pivot. Pour recevoir une couronne d'or, la dent doit subir une préparation préliminaire qui a pour but de ramener la couronne de la dent à reconstituer à la forme d'un tronc de cône dont la base correspond au collet de la dent, le sommet tronqué à un plan horizontal passant environ au tiers de la hauteur de la couronne, et correspondant à la hauteur suffisante pour donner aux tubercules d'or de la couronne la résistance voulue. Il est facile de se rendre compte que, si l'on ne faisait pas subir cette préparation à la dent, la couronne d'or passant à frottement même très dur,

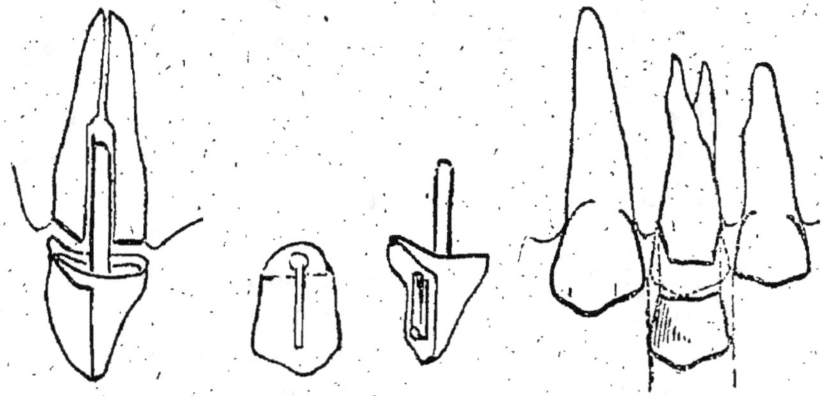

I. Dents à pivot (Richmond) avec facette porcelaine Steele.   II. Couronne or.

au niveau de la partie la plus renflée de la dent, les bords de la couronne rentreraient fatalement dans la gencive et il y aurait, sur toute la périphérie de la dent, un espace nuisible très préjudiciable à la conservation de l'organe. Ce travail s'effectue au moyen de disques en carton mince, en ébonite ou en métal, enduits de poussière de carborindon, de grès, etc., et de meules, de limes spéciales et de fraises.

La couronne se fait de plusieurs façons, chaque

praticien à ses habitudes, et des idées personnelles à ce sujet. Certains font des couronnes d'une seule pièce estampées à la presse, d'autres font les couronnes en deux fois : une bague soigneusement ajustée au collet, et un dessus soit en or coulé, soit fait d'une feuille d'or estampé présentant des tubercules et des sillons, articulant avec ceux des dents antagonistes, s'ajustant sur le bord périphérique de la bague d'or. Dans le premier cas, on coule l'or à cire perdue sur la bague même où il se brase au moment de la coulée ; dans le second cas, après ajustage, on soude bord à bord les deux pièces. Les couronnes sont maintenues dans la bouche par un scellement au ciment. Pour recevoir une dent à pivot ; la dent est coupée au ras de la gencive, puis l'émail qui sertit le collet, quand on veut établir une dent de Richmond est soigneusement enlevé avec des instruments spéciaux. Au moyen d'un fil métallique étamé, on prend le périmètre de la racine au niveau du collet, et l'on fait une bague en or à la forme et à la dimension ; ceci fait avec un foret fin, on enlève la pâte qui bouche le canal sur une longueur égale à la portion extra-gingivale de la dent, et l'on calibre le canal à la grosseur du pivot que l'on a choisi. L'on découpe une feuille d'or à la forme de la section de la racine, on l'applique sur cette dernière en l'ajustant à l'intérieur de la bague qui sertit la racine, l'on perce un trou vis-à-vis du canal, on met le pivot en place, on colle l'ensemble et on met en plâtre pour souder. La soudure, une fois faite, on ébarbe l'or, on ajuste le coiffage sur la racine en reséquant l'or qui la borde dans sa portion vestibulaire. Après avoir fait choix d'une dent en porcelaine, on l'ajuste, on la double à sa face buccale d'une feuille d'or, on colle la dent ainsi préparée à la coiffe de la racine, et on retire de la bouche l'ensemble, que l'on met en plâtre et que l'on soude. Ce mode de préparation a le défaut, si la dent casse en bouche, d'être difficilement réparable. Pour remédier, à cet inconvénient on a, depuis quelques années, utilisé des dents spécialement faites pour être facilement réparées en bouche. Elles sont constituées d'une facette en porcelaine dont la partie buccale, rigoureusement plane présente suivant son grand axe, une rainure ayant un profil spécial qui s'engage à frottement sur un profilé d'or qui surmonte une plaquette du même métal, qui peut être soudé indépendamment de la dent sur la coiffe en or de la racine. La monture en or étant scellée en place, la porcelaine est à son tour fixée par du ciment sur l'ensemble, si bien qu'il est facile de réajuster et de sceller une nouvelle facette en cas de fracture.

D'autres procédés ont été imaginés pour rendre les dents en porcelaine interchangeables. L'on peut aussi placer des dents, dont la couronne est entièrement en porcelaine, dont l'effet esthétique est très bien, ce sont les dents dites de Logan dont la couronne de porcelaine dure est cuite sur un pivot de platine qui fait corps avec elle, ou bien, les dents de Davis dont le pivot est séparé et présente une tête cannelée qui vient se loger dans une cavité faite à la base et dans l'axe des couronnes de porcelaine. Le pivot étant scellé dans la racine; la dent, une fois ajustée sur la tranche de section de cette dernière est scellée à son tour sur la tête du pivot. Il existe d'autres systèmes pour établir des dents à pivots, mais, ceux que nous venons de décrire sont les plus employés.

CHAPITRE XX

PROTHÈSE DENTAIRE. — ORTHODONTIE.

A. — LA PROTHÈSE DENTAIRE

La prothèse est un art qui consiste à remplacer par des appareils créés de toute pièce par la pensée et par la main humaine tout ou partie des dents d'une mâchoire. L'ingéniosité du praticien sa conception de la mécanique buccale, ses connaissances en physiologie lui donnent plus ou moins de capacités pour exécuter ce travail délicat. La prothèse a un double but, un but thérapeutique et un but esthétique. Le port d'un appareil n'est donc nécessaire que quand, par suite de l'absence des dents, l'aspect extérieur du sujet est défiguré, ou quand le trouble apporté à la mastication donne à l'estomac une surcharge de travail qu'il ne peut satisfaire, ce qui occasionne de la dyspepsie, des troubles intestinaux et de l'amaigrissement. Quand, malgré la perte de une ou plusieurs dents, les fonctions digestives ne présentent aucun trouble, et quand le patient n'est pas défiguré, il vaut mieux s'abstenir de faire des appareils de prothèse surtout, quand, pour des raisons budgétaires on est réduit, à faire des appareils mobiles, maintenus par des crochets aux dents situées de part et d'autre des solutions de continuités. Car, si bien adaptés que soient ces derniers, si peu mobiles que soient les appareils, il y a toujours un petit mouvement dû à l'élasticité de l'appareil, d'une part, à la compressibilité des muqueuses sur lesquelles il repose d'autre part, qui use les dents au contact des crochets qui, par eux-mêmes déjà, retiennent des parcelles alimentaires, dans lesquelles cultivent parfaitement les micro-organismes dont les réactions acides finissent par attaquer l'émail, puis la dentine et par provoquer des caries.

Tout acte de prothèse comporte une série d'opérations qui nécessitent une grande attention et beaucoup de précision. La *prise d'empreinte* est le premier acte opératoire que l'on est appelé à faire. L'empreinte doit être rigoureusement exacte, de façon à ce que le modèle que l'on en tire soit la reproduction fidèle de la bouche. Il faut donc que la matière qui permettra de prendre le moulage, soit plastique, durcisse assez vite et, se déforme le moins possible quand on la retire de la bouche. Plusieurs préparations à base de cire remplissent ce but, mais aucune ne vaut le plâtre pour prendre une empreinte ; employé à l'état pâteux il épouse tous les moindres détails de la bouche et des dents, son seul inconvénient est que, pour retirer l'empreinte, il faut souvent casser le moulage, ce qui oblige à une reconstitution souvent délicate ; mais le modèle que l'on obtient, par sa précision compense cet inconvénient.

Pour activer la prise du plâtre, on additionne l'eau qui sert à la gâcher d'un peu d'alun, de sulfate de potasse ou de sel de cuisine. Le plâtre une fois porté en bouche au moyen du porte-empreinte fait prise en quelques minutes, le durcissement s'accompagne d'un dégagement de chaleur qui coïncide avec le moment le meilleur pour retirer l'empreinte. Pour faciliter le démoulage du modèle on a coutume de teinter l'eau qui sert à préparer le plâtre pour que la couleur du modèle tranche avec la couleur du moulage. On emploie pour cela, le carmin, l'éosine ou le bleu de méthylène.

Les pâtes à modeler que l'on utilise pour prendre les empreintes, sont composées de cire à l'état naturel, ou mélangées à de la céruse de la paraffine, de la graisse, etc. Elles se ramollissent à la chaleur, et durcissent sous l'action du froid. On utilise aussi certaines substances composées de résine et livrées dans le commerce sous le nom de Stents, composition de Vernst, Tribli, etc., qui durcissent bien et donnent des empreintes très nettes, mais, quand les dents ont leurs axes convergents, en retirant l'empreinte, la pâte bien que dure, se déforme et donne du tirage, qui fausse le moulage.

Les empreintes se prennent au moyen de porte-empreintes, sorte de gouttières en forme de fer à cheval, de grandeur et de convexité différentes, présentant pour la mâchoire supérieure une plaque convexe de plus ou moins grand rayon, soudé sur le bord interne de la gouttière, destinée à porter la substance à empreinte au contact du palais.

Pour les bouches édentées, la gouttière est à section curviligne, pour les bouches comportant des dents la section de la gouttière est rectangulaire. Le but du porte-empreinte est de porter la matière qui sert à prendre le moulage, et secondairement d'obtenir une pression égale de cette matière en tous les points de la bouche.

Lorsque le modèle est tiré, qu'il est sec et stéariné ou silicaté, le second acte de prothèse consiste à faire un premier moulage en cire comportant, à la place des dents, un boudin de substance plastique sur lequel on fait mordre le patient pour permettre, le modèle de la mâchoire opposée ayant été placé dans les repaires ainsi obtenus, de mettre en rapport les deux empreintes de la mâchoire supérieure et de la mâchoire inférieure. C'est sur ces modèles, dont les rapports articulaires sont conservés pendant tout le cours du travail, que l'on construit l'appareil de prothèse.

Avant de terminer le travail, l'on procède au troisième acte que comporte la fabrication d'un appareil, l'essayage, qui doit être aussi minutieux que possible. Puis l'on termine le travail d'atelier et il ne reste plus que l'ajustage définitif en bouche.

Il y a deux sortes de prothèse, la prothèse fixe et la prothèse mobile.

La couronne primitive a donné l'idée quand il existait un vide entre deux dents consécutives, de jeter de l'une à l'autre un pont représentant ou les faces jugales et les faces triturantes des dents absentes, ou simplement, une barre d'or comportant des reliefs rappelant les tubercules et les sillons de dents normales,

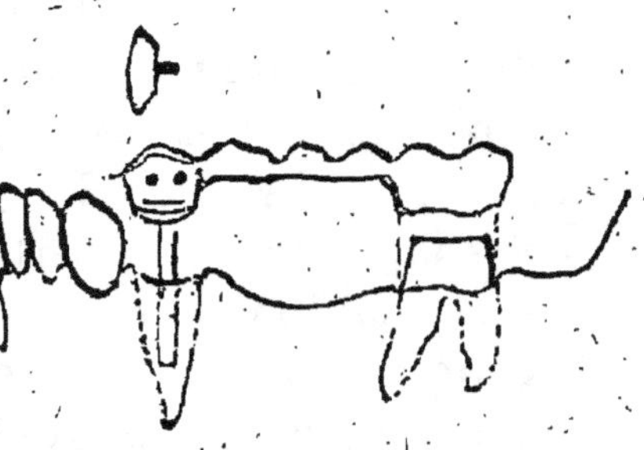

1. Appareil du type Bridge comportant une dent genre Richmond, comme pilier antérieur. Une coiffe comme pilier postérieur et un tablier d'or présentant des surfaces masticatrices.

et articulant avec celles de la mâchoire opposée.

Ce mode de restauration très pratique est très apprécié, mais ne peut s'appliquer que quand il existe de part et d'autre du vide, des points d'appui utilisables.

Il est à recommander de ne jamais prendre comme piliers de dents saines que sur la demande expresse du patient, car pour bâtir un bridge, on est obligé de dévitaliser les dents qui servent de points d'appui et les quelques rares risques d'insuccès sont une contre-indication suffisante à ce travail.

Les appareils mobiles sont constitués par une base qui peut être en *or*, ou en *vulcanite*, ou *caoutchouc vulcanisé*. Ce sont les matières les plus couramment employées, mais, on utilise aussi pour ce travail, l'*aluminium* et le *celluloïd*.

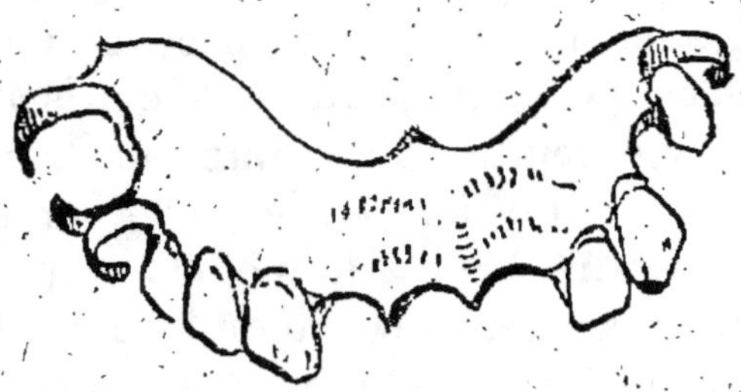

II. Appareil avec plaque et crochets.

L'appareil en or est moins volumineux et plus sain; il est indiqué quand les muqueuses sont facilement irritées et congestionnées par le contact du caoutchouc ou quand la hauteur entre la muqueuse de la mâchoire à restaurer et le bord incisif ou triturant des dents de la mâchoire opposée est trop faible pour que le caoutchouc ait une épaisseur qui lui permette de résister à la mastication. Les *appareils en caoutchouc* et en *celluloïd* sont faits par moulage et cuisson entre les deux parties du moule des appareils après le dernier essayage. Pour les appareils en caoutchouc, la cuisson a lieu dans un autoclave à 165° de température et cinq à six atmosphères de pression. Pour le celluloïd, là cuisson se fait dans un appareil en fonte dans la vapeur d'eau à température d'ébullition, appareil qui comporte une vis de pression qui serre les deux parties du moule quand l'eau a atteint 100°.

Les *appareils en or* sont faits soit par estampage, soit par le procédé de la coulée. On prend pour faire les appareils estampés une feuille d'or platiné découpée d'après un modèle pris au moyen d'une mince feuille de plomb sur le moulage. Après avoir recuit l'or on le porte sur un moulage en zinc tiré d'après le modèle en plâtre et, à l'aide d'un marteau en corne on façonne la plaque d'or de façon à ce qu'elle prenne la place où elle doit être estampée, au moyen d'un contre-moulage en étain on applique soit au marteau soit à la presse à estamper la feuille d'or sur le modèle en zinc. La plaque épouse ainsi les moindres reliefs du modèle, on l'ébarbe, on la reporte sur le moulage en plâtre, on façonne les crochets et les anneaux que l'on soude ensuite après la plaque. Il ne reste plus qu'à ajuster les dents, les articuler, les contre-plaquer et les souder.

Pour les appareils en or coulé, on modèle une cire à la dimension et à l'épaisseur que l'on veut obtenir, puis l'on procède comme pour la coulée d'un bloc d'or; le travail une fois que l'on a obtenu la plaque est le même que pour les appareils en or estampé. Mais, l'or coulé n'a pas l'élasticité de l'or laminé, il est cristallisé et cassant; pour donner aux appareils en or coulé l'élasticité qui leur manque, et qui est fort importante, l'on estampe généralement sur la plaque coulée, une plaque laminée plus étroite que l'on soude à la première.

Les appareils sont maintenus en place de deux façons : ou par des crochets en or platiné, en

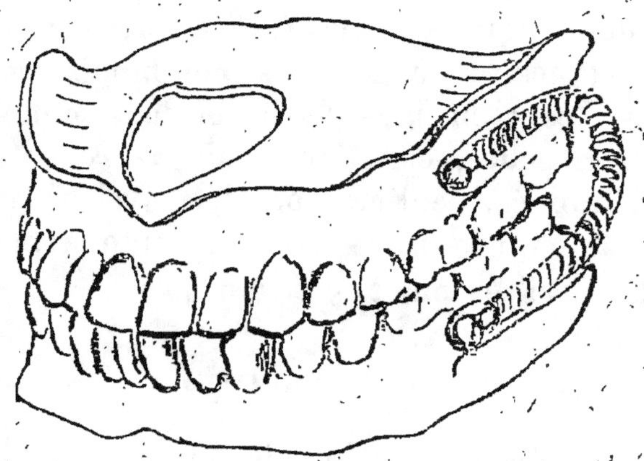

Dentier complet à ressorts.

lames, ou en demi-joncs, ou par l'adhérence que donne une bonne reproduction des moulages quand la base est telle que la couche d'air existant entre le palais et la face palatine de l'appareil est réduite au minimum; l'on peut aussi faire tenir les appareils de la mâchoire supérieure, en faisant au centre de la plaque, un évidement qui fait l'office de ventouse et qui, accessoirement, peut recevoir une feuille de caoutchouc mou qui augmente encore l'adhérence. Mais ce dernier procédé est peu recommandable car la succion violente qu'il produit sur les muqueuses provoque des troubles qui peuvent amener la résorption de la voûte palatine, et même entraîner la perforation du palais.

Les crochets si bien faits qu'ils soient ont des inconvénients. Aussi est-il de règle d'en mettre le moins possible. Les différents appareils prothétiques dont nous venons de parler, sont des appareils-types. Il existe des combinaisons de toutes sortes : bridges fixes, bridges mobiles, bridges en selles, etc., appareils à crochets et pivots combinés, dentiers complets avec ressorts quand l'adhérence n'est pas suffisante à maintenir l'appareil en place, etc. etc.

B. — ORTHODONTIE

L'orthodontie a pour but de rétablir dans leur position normale des dents, qu'un trouble mécanique ou qu'un trouble physiologique ont fait évoluer en mauvaise position.

L'âge le plus favorable pour opérer le redressement des dents est de douze à quatorze ans. Certains praticiens cependant, préfèrent entreprendre ce travail à un âge moins avancé, avant que les dents définitives aient fini leur évolution en général; même ces derniers préconisent le redressement des dents, sitôt que la dent de six ans est en état de supporter les appareils qui permettront de mener à bien ce long travail. Ce qui nous fait préférer l'âge de douze à quatorze ans c'est que, à cette époque toutes les dents définitives

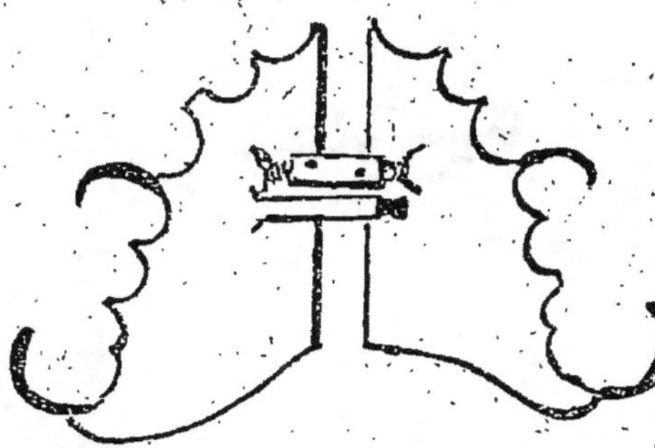

I. Appareil agissant par écartement au moyen d'une double vis à pas de sens contraire et d'un coulisseau lisse parallèle.

ont généralement fini leur évolution; et que bien souvent par suite des différences de volume des

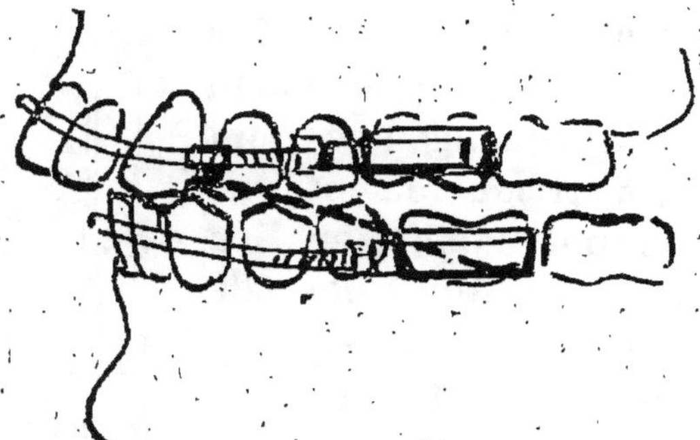

II. Appareil à traction élastique pour prognathisme supérieur.

dents, particulièrement des prémolaires et des canines qui viennent occuper la place des canines et des molaires temporaires généralement plus

vólumineuses que les bicuspides, il se peut que
petit à petit, des dents en ectopie prennent leurs

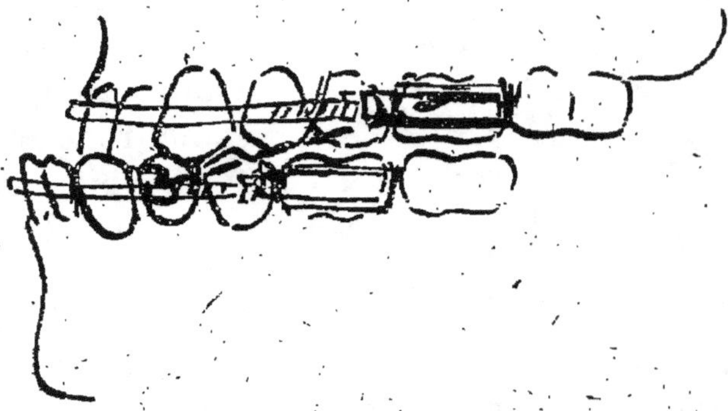

III. Appareil à traction élastique pour prognathisme inférieur.
II et III, appareils d'angle.

places respectives et qu'il n'y ait plus d'indication
de faire de redressement.

Un seul cas impose, avant l'âge
de quatorze ans, un redressement
partiel, c'est quand une dent
définitive, particulièrement une
incisive ou une canine, au lieu
d'occuper sa position normale
par rapport aux dents antagonistes passe derrière la dent
qu'elle devrait recouvrir ou in-
versement. Le port d'un appareil
en caoutchouc recouvrant toutes

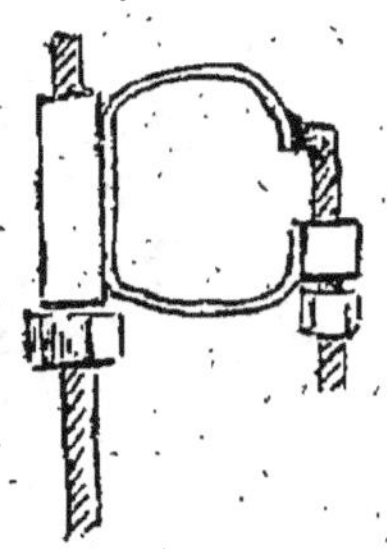

IV. Moyen d'accro-
chage de l'appa-
reil d'angle.

les dents de la mâchoire opposée et comportant
une surface métallique en plan incliné sur lequel
vient buter le bord incisif de la dent à transposer

a vite fait de faire passer la dent à sa place. Une fois la dent en bonne position, elle y est maintenue par l'engrainement normal des arcades dentaires et le port d'un appareil devient inutile.

Quelquefois on est amené à faire prématurément la dilatation de la voûte palatine dans un but thérapeutique chez des enfants porteurs de végétations récidivantes ayant une voûte palatine profonde en ogive et une cavité nasale étroite.

Cette partie de l'orthodontie dont l'action a pour but de modifier le squelette de la face doit se faire de bonne heure, à une époque où l'ossification, et où par conséquent la résistance aux actions mécaniques que développent les différents appareils est moins grande. C'est à cette époque également que l'on doit procéder au redressement des déformations de la face dues à la projection en avant de certaines parties du squelette telles que le prognathisme du maxillaire inférieur ou du maxillaire supérieur ou à des arrêts de développement des maxillaires.

Avant de pratiquer un redressement, la première chose à faire est de prendre des empreintes, de les monter sur un articulateur et de voir quel doit être l'appareil le plus apte à remédier aux difformités que présente le patient.

Les appareils de redressement se composent en général d'une partie fixe et d'une partie mobile reliées entre elles par un troisième élément qui a pour but de modifier les rapports des deux premières. Sa partie fixe est représentée soit par une plaque en caoutchouc, soit par une plaque en métal rappelant les pièces de prothèse dentaire par la forme, comportant des crochets, des anneaux, qui la fixent après certaines dents qui n'ont pas à être mobilisées et des boutons ou crochets de petit volume fixés sur les faces de l'appareil permettant l'accrochage de la partie intermédiaire entre l'élément fixe et l'élément mobile. Souvent, au lieu de plaques, on utilise un système composé d'anneaux d'or ou de métal, ou de coiffes supportant des tubes lisses ou filetés et comportant des crochets d'ancrage. Sur ces derniers, prennent point d'appui des bandeaux métalliques, internes ou externes par rapport à l'arcade dentaire, filetés ou lisses présentant des points d'accrochages mobiles ou fixes (Knapp, Angle, Kingsley).

La partie mobile est représentée par la dent ou les dents à mettre en bonne position. On peut agir directement sur elles en prenant point d'appui sur les accrochages de la partie fixe où l'on peut après les avoir coiffées, ce qui les met à l'abri de la carie pendant le traitement, prendre le point de traction sur des boutons ou crochets soudés à la couronne.

Les pièces agissantes sont de plusieurs sortes; on utilise les tractions élastiques sous forme de caoutchouc, plus rarement sous forme de ressort ou de fil métallique. On emploie les fils d'or platinés ou la corde de piano agissant par leur élasticité; les vis sont utilisées soit à la pression soit à la traction, enfin on utilise les cales que l'on interpose entre la pièce fixe et la dent à mobiliser.

Les appareils mobiles exigent de la part du patient, la volonté de les garder. Les appareils fixes sont en général bien tolérés et préférables parce que le patient ne peut les enlever. Il faut que le sujet revienne à intervalles réguliers pour que la surveillance soit effective et que l'action des différents moyens mis en œuvre soit contrôlée et arrêtée en temps voulu. Les ressorts doivent être modifiés tous les quatre ou huit jours, les anneaux de caoutchouc doivent être changés tous les deux ou quatre jours; quant aux vis il faut les serrer tous les jours. Enfin, il ne faut pas négliger la propreté des appareils et des dents ; plus qu'à l'état normal, les patients qui portent des appareils de redressement doivent prendre soin de leur bouche, les crochets, les plaques, les fils retenant des particules alimentaires qui mêlées à la salive conviennent particulièrement au développement des micro-organismes.

Une fois la correction des mal-positions obtenue, il faut pendant six mois, quelquefois plus, porter un appareil de contention, car l'articulation seule ne suffit pas à maintenir les dents dans leur nouvelle position : faute de cette précaution, en très peu de temps, lés dents peuvent reprendre leur ancienne situation, et compromettre ainsi le résultat d'un travail long et délicat.

BIBLIOTHÈQUE NATIONALE — R.F. — ESTAMPES.

TABLE DES MATIÈRES

Pages.

Introduction   5

Chapitre I. — Développement de la bouche et des dents.   15

Embryologie de la bouche.   15
Embryologie des dents   19
Embryologie des maxillaires.   24
Evolution des dents.   27
Evolution des mâchoires   34

Chapitre II. — La dent adulte et ses diverses parties.   36

L'émail   36
L'ivoire   38
Le cément.   40
La pulpe   41
Le ligament alvéolo-dentaire.   43

Chapitre III. — Les dents; les diverses espèces de dents.   44

A. Dents définitives.   44

Incisives : incisives centrales supérieures, p. 47 ;
incisives latérales supérieures, p. 48 ; incisives inférieures, p. 48.

Canines : canines supérieures, p. 50 ; canines inférieures, p. 51.

Bicuspides ou prémolaires : première bicuspide supérieure, p. 52 ; deuxième bicuspide supérieure, p. 54 ;
première bicuspide inférieure, p. 55 ; deuxième bicuspide inférieure, p. 55.

Molaires : première molaire supérieure, p. 56 ;
deuxième molaire supérieure, p. 58 ; troisième molaire

BIBLIOTHÈQUE NATIONALE

Pages.

supérieure, p. 58; première molaire inférieure, p. 59;
deuxième molaire inférieure, p. 60; troisième grosse
molaire inférieure, p. 61.
B. Dents de lait   61

CHAPITRE IV. — **Rapports des dents avec les organes
voisins**   63

Les alvéoles   63
Direction d'implantation des dents   64
Articulation interdentaire   65
Rapports des dents avec le sinus maxillaire   66
Rapport des dents avec le canal dentaire inférieur . .   68

CHAPITRE V. — **Vascularisation et innervation des dents** .   69

Vascularisation sanguine, p. 69; artères, p. 69; veines, p. 74
Système lymphatique   75
Innervation   78

CHAPITRE VI. — **La muqueuse buccale et les glandes
salivaires; le milieu buccal**   84

A. La muqueuse buccale, p. 84; lèvres, p. 84;
joues, p. 85; gencives, p. 86; voûte palatine, p. 86.

B. Les glandes salivaires, p. 87; la parotide, p. 87;
la glande sous-maxillaire, p. 89; la glande sub-linguale, p. 91.

C. Le milieu buccal   93

CHAPITRE VII. — **La carie; les complications de la carie.**   96

A. Carie dentaire   96

Etiologie, p. 96: causes prédisposantes d'ordre
général, p. 96; causes prédisposantes locales, p. 98;
causes occasionnelles, p. 100; caries efficientes (microbiologie), p. 101.
Carie du premier degré, p. 104; symptômes, p. 104;
anatomie pathologique, p. 104.
Carie du deuxième degré, p. 105; symptômes, p. 105;
anatomie pathologique, p. 105.
Carie du troisième degré, p. 106; début, p. 106;
symptômes fonctionnels, p. 107; inspection, p. 107;
complications, p. 108; anatomie pathologique, p. 108.

Pages.

Carie du quatrième degré, p. 109; symptômes, p. 109;
anatomie pathologique, p. 110; bactériologie, p. 110;
complications (arthrite alvéolo-dentaire; arthrites par
voie apicale : subaiguë, aiguë sans suppuration, aiguë
avec suppuration), p. 111-113.

B. Complications de l'arthrite alvéolo-dentaire.   113

Fluxion : anatomie pathologique, symptômes, dia-
gnostic   114
Adénite   116
Contracture musculaire avec trismus   117

Kystes, p. 117 : anatomie pathologique, p. 117;
pathogénie, p. 118; étude clinique (symptômes fonctionnels, symptômes physiques), p. 120; diagnostic.
p. 121; pronostic, p. 122; traitement, p. 122.

C. Conclusion   124

CHAPITRE VIII. — **Sinusite maxillaire, complication dentaire**   126

Sinusite aiguë : symptômes et diagnostic, p. 128;
pronostic et traitement, p. 129.

CHAPITRE IX. — **Lésions traumatiques des dents.**   131

A. Fractures, p. 131 : fractures incomplètes, p. 131;
fractures complètes, p. 132; fractures comminutives,
p. 133.

B. Luxations, p. 134 : luxation incomplète, p. 134;
luxation complète, p. 134.

C. Usure des dents.   135

CHAPITRE X. — **Mortification pulpaire sans carie.** . . .   136

Causes, p. 136; symptômes, p. 137; diagnostic, p. 138.

CHAPITRE XI. — **Arthritisme dentaire**   140

Affections dentaires d'origine arthritique.   141

A. L'érosion dite chimique, p. 142; pathogénie,
p. 143; étiologie et diagnostic étiologique, p. 144.

B. Polyarthrite alvéolo-dentaire, p. 145; définition,
p. 145; historique, p. 146; étiologie, p. 146; pathogénie,
p. 149; anatomie pathologique, p. 149; symptômes,
p. 150; marche, p. 153; complications, p. 153; diagnostic, p. 153; pronostic, p. 154.

Pages.

CHAPITRE XII. — Accidents des diverses périodes de la dentition 155

   1° Dents temporaires 155

   2° Accidents de la 2° période de la dentition. . . . 158

   3° Accidents de la 3° période de la dentition. . . . 158

   4° Accidents de la 4° période de la dentition. . . . 158

   5° Accidents de la 5° période de la dentition ou accidents d'éruption de la dent de sagesse, p. 159 ; pathogénie, p. 159 ; infection putride locale, p. 160 ; étiologie, p. 160 ; symptomatologie (accidents muqueux, accidents osseux, primitifs ou secondaires, p. 161 ; accidents nerveux), p. 162 ; diagnostic, p. 162 ; pronostic, p. 163 ; traitement, p. 163.

CHAPITRE XIII. — Anomalies diverses 165

   Etiologie, p. 164 : susceptibilité particulière à chaque dent, p. 164 ; hérédité, p. 165 ; affections de la période infantile, p. 165 ; affections de la seconde enfance, p. 165.

   Formes cliniques, p. 165 : anomalies de forme, p. 165 ; anomalies de nombre, p. 167 ; anomalies de siège, p. 168 ; anomalies de direction, p. 169 ; anomalies d'éruption, p. 172 ; anomalies de nutrition ou anomalies de structure compliquée, p. 174 : 1° atrophie folliculaire, p. 175 ; 2° odontome, p. 175 ; étiologie, p. 177 ; symptomatologie, p. 177 ; pronostic, p. 177.

   Kystes folliculaires. p. 177 : étiologie, p. 178 ; pathogénie, p. 178 ; symptomatologie, p. 180 ; pronostic, p. 180 ; diagnostic, p. 180.

   Anomalies de structure 181

   Anomalies de structure particulières de l'émail . . . 184

   Anomalies de disposition 185

   Anomalies des maxillaires. 185

CHAPITRE XIV. — Le tartre. 188

CHAPITRE XV. — Accidents de voisinage dus aux dents. 194

   A. Phlegmons d'origine dentaire 195

   Phlegmon du plancher de la bouche, p. 195 : symptômes, p. 196 ; pronostic, p. 196 ; traitement, p. 196.

   Adéno-phlegmon sous-maxillaire, p. 197 ; symptômes, p. 197.

Adéno-phlegmon sous-angulo-maxillaire, p. 198; traitement, p. 198.

Actinomycose maxillaire, p. 198; traitement. . . .   199

Ostéites du maxillaire, p. 199; anatomie pathologique, p. 200; diagnostic, p. 200; pronostic, p. 200; traitement, p. 201.

Infections générales d'origine dentaire.   201

B. Accidents nerveux d'origine dentaire.   202

Accidents sensitifs, p. 202; diagnostic, p. 204; traitement, p. 205.

Accidents moteurs.   205

Accidents trophiques   205

C. Accidents oculaires.   206

D. Accidents auriculaires   208

CHAPITRE XVI. — Opérations qui se pratiquent sur la bouche et les dents.   209

A. Anesthésie   209

Anesthésie générale (chloroforme, éther, protoxyde d'azote, bromure d'éthyle, chlorure d'éthyle . . .   209

Réfrigérants.   213

Injections locales (cocaïne, eucaïne, stovaïne, novocaïne).   213

B. Hygiène des opérations.   218

C. Opérations pratiquées sur les dents   220

Extractions, p. 220; indications, p. 220; technique opératoire. p. 221; accidents de l'extraction : fractures (fracture de la dent, fractures osseuses, p. 225); luxation des dents, p. 227; ouverture du sinus, p. 228; hémorragie alvéolaire, p. 229; dents barrées, p. 230; accidents infectieux post-opératoires, p. 230; cautérisations, p. 232.

CHAPITRE XVII. — Greffe dentaire.   234

Greffe sèche, p. 235 ; Greffe fraîche, p. 236 : la greffe fraîche hétéroplastique, p. 236; la greffe autoplastique par transposition, p. 236; la greffe par restitution, p. 236.

CHAPITRE XVIII. — Hygiène et thérapeutique générales de la bouche.   239

Pages.

Les antiseptiques   239
Les caustiques, p. 242 : caustiques chimiques, p. 242 ;
caustiques physiques, p. 242.
Les agents mécaniques   243

Chapitre XIX. — **Soins à donner aux dents**   248

Obturation, p. 248 ; les substances obturatrices   257
Incrustations   263
Couronnes   264

Chapitre XX. — **Prothèse dentaire. Orthodontie**   269
A. Prothèse dentaire   269
B. Orthodontie   277

Bibliothèque
des Connaissances médicales

DIRIGÉE PAR LE DOCTEUR APERT

AVERTISSEMENT

La librairie Flammarion entreprend, sous le titre de *Bibliothèque des Connaissances médicales*, la publication d'une série de volumes sur les sujets les plus intéressants des sciences médicales ; la liste des premiers volumes parus ou en préparation, telle qu'on la trouvera ci-dessous, montrera que les auteurs qui ont bien voulu nous apporter leur collaboration, appartiennent au corps enseignant de nos Facultés et Écoles de Médecine, ou au corps médical de nos hôpitaux ; elle témoigne à elle seule de la compétence et de la conscience avec laquelle sont écrits ces volumes.

Ils sont rédigés de telle sorte que leur lecture, non seulement soit intéressante et fructueuse pour les médecins et pour les étudiants en médecine, mais aussi soit accessible au grand public cultivé, dépourvu de connaissances spéciales, mais apte, par une bonne instruction générale, à comprendre des sujets scientifiques spéciaux, pourvu qu'ils soient clairement exposés.

Il a suffi pour cela d'exprimer en français usuel les choses telles qu'elles sont, en n'employant les mots techniques indispensables qu'après avoir expliqué leur signification, et en débarrassant le style médical de ces formules cabalistiques héritées de nos pères, conservées par la tradition, respectables certes du fait même de leur ancienneté, mais qu'il y a intérêt à abandonner comme nous avons abandonné la robe doctorale et la perruque.

Nous sommes convaincus, en agissant ainsi, de satisfaire les médecins eux-mêmes. La science médicale s'est dans ces dernières années tellement perfectionnée, et forcément tellement compliquée; elle s'est subdivisée en tant de spécialités particulières dont chacune a son langage spécial, que bien des médecins praticiens n'ont pu suivre le détail de cette évolution, et seront heureux de trouver exposées dans ces volumes les notions récemment introduites en médecine, dépouillées d'une nomenclature trop spéciale et trop technique.

Rien ne s'oppose à une telle simplification et clarification du langage médical. La médecine n'est plus maintenant ce qu'elle a été trop longtemps, une sorte d'art hermétique. Au temps des bonnets pointus plus récemment même, au temps de la redingote, de la cravate blanche, du tube, et de l'allure sacerdotale, le médecin se souciait peu d'expliquer au malade des faits qui pour lui-même restaient le plus souvent inexplicables, et il se contentait d'édicter comme un oracle des prescriptions quelque peu sybillines.

Aujourd'hui, la médecine est devenue sur bien des points, sinon une science exacte, tout au moins un art s'appuyant sur des notions scientifiquement démontrées. Le médecin doit pouvoir les concevoir et les retenir clairement, et les exposer non moins clairement aux malades et à leur entourage, de plus en plus avides de connaissances médicales, et de mieux en mieux renseignés sur les choses de la médecine. Mieux éclairés, ceux-ci appliqueront avec une

compréhension plus complète les prescriptions médicales et il y aura tout profit, et pour les malades,
et pour les médecins, et pour la santé nationale.

Malheureusement, quels que soient le zèle et le
dévouement du médecin, le temps lui manque la
plupart du temps pour pouvoir expliquer par le
menu à son malade même cultivé, mais dépourvu de
notions préalables nécessaires, ce qu'il y a intérêt à
ce que celui-ci sache des origines, des retentisse-
ments, des conséquences de son mal ; des volumes,
comme ceux que nous offrons à la fois au public
médical et au public non médical, aideront à satisfaire ce besoin et donneront au grand public les
notions fondamentales indispensables pour comprendre et appliquer avec fruit les explications et les
recommandations du médecin.

Je sais bien que d'aucuns craignent la diffusion
d'une science insuffisante, qui, dans des mains bien
intentionnées, mais peu expertes, risquerait de devenir trop audacieuse. Mais le meilleur moyen de
remédier à cet inconvénient n'est-il pas justement
d'instruire mieux le grand public, et de lui faire comprendre que la meilleure part de la science médicale
est moins faite de thérapeutique et de médications
(qui demeurent, sous peine de désastres, l'apanage du
médecin), que de prophylaxie et de prescriptions
hygiéniques, qui, justement, ne peuvent donner leur
pleine efficacité que par la diffusion la plus grande
possible des notions médicales fondamentales.

Ce sont ces grandes notions médicales qu'à l'occasion des maladies les plus fréquentes, les plus importantes et les mieux connues, nous exposerons dans
ces volumes. Qu'on ne se méprenne donc pas. On
n'y trouvera pas des « recettes » permettant aux pro-
fanes de se soigner eux-mêmes ; le traitement propre-

ment dit, et surtout le traitement médicamenteux, doit être approprié à chaque malade en particulier, car chaque malade diffère du voisin par son tempérament, par ses antécédents, par les associations morbides éventuelles, etc.; une telle appropriation du traitement au malade ne peut être faite que par le médecin traitant et reste variable avec chaque malade. Les malades, certes, pourront lire avec fruit ceux de ces volumes qui concernent leur mal ; ils n'y trouveront pas le moyen de se passer du médecin, mais celui très appréciable de profiter plus utilement de ses avis.

Plus encore qu'aux malades, nous nous adressons aux personnes de plus en plus nombreuses qui veulent s'instruire sur l'état actuel des connaissances médicales, en considérant qu'étant hommes rien d'humain ne doit leur être étranger. Qu'y a-t-il de plus humain que le corps humain lui-même, et de plus intéressant pour l'homme que l'étude de sa propre personne, de ses merveilles — car le corps humain en est plein, — et de ses tares éventuelles — non moins nombreuses malheureusement?

La soif de telles connaissances est naturelle, mais le public ne pouvait guère la satisfaire jusqu'à présent que par des breuvages mal appropriés, indigestes pour son estomac non accoutumé s'ils étaient vraiment scientifiques, ou déplorablement incomplets ou même falsifiés dans le cas contraire. Nous avons donc conscience, avec la nouvelle bibliothèque, de répondre à un besoin inassouvi du public éclairé, et nous avons le ferme espoir qu'elle trouvera près de lui bon accueil.

Docteur APERT.

VOLUMES PARUS :

— APERT, médecin de l'hôpital des Enfants-Malades. *Vaccins et Sérums.*

— RATHERY, professeur agrégé à la Faculté, médecin de l'hôpital Tenon. *Le Diabète sucré.*

— DUHEM, radiologiste de l'hôpital des Enfants-Malades. *L'Emploi des Rayons X en médecine.*

— DUBREUIL-CHAMBARDEL (de Tours). *Les Scolioses.*

— CLÉMENT SIMON, médecin de Saint-Lazare. *La Syphilis.*

— DUCOURNAU, chef de clinique à l'École de Stomatologie. *Dents et maux de dents.*

VOLUMES EN PRÉPARATION :

— BABONNEIX, médecin de l'hôpital de la Charité. *Les Chorées.*

— BAUDOIN, professeur agrégé à la Faculté de Paris, médecin de l'hospice de Brévannes. *La Douleur et les Névralgies.*

— BENSAUDE, médecin de l'hôpital Saint-Antoine et RIVET, médecin des hôpitaux. *Entéritiques et constipés.*

— BLECHMANN, ex-chef de clinique de la Faculté. *Les Péricardites.*

— CAUSSADE, médecin de l'Hôtel-Dieu, et COTONI, de l'Institut Pasteur. *Les Congestions et œdèmes pulmonaires.*

— CESTAN, professeur à la Faculté de Toulouse. *Les Épilepsies.*

— CRUCHET, professeur à la Faculté de Bordeaux. *Les grandes figures médicales, d'Hippocrate jusqu'à nos jours.*

— Laignel-Lavastine, professeur agrégé à la Faculté, médecin de l'hôpital Laënnec. *Sécrétions internes et psychonévroses.*

— Le Damany, professeur à l'Ecole de médecine de Rennes. *La luxation congénitale de la hanche.*

— Le Mée, oto-rhino-laryngologiste des hôpitaux de Paris. *L'audition.*

— Léri, professeur agrégé à la Faculté, médecin de l'hôpital Cochin. *Les Rhumatismes chroniques.*

— Lian, médecin des hôpitaux et André Finot. *l'hypertension artérielle.*

— Louste, médecin de l'hôpital Saint-Louis. *Les Eczémas.*

— Milian, médecin de l'hôpital Saint-Louis. *L'hérédité syphilitique.*

— Nobécourt, professeur de clinique infantile à la Faculté, médecin de l'hôpital des Enfants-Malades. *Les syndromes endocriniens chez les enfants.*

— Perrin, professeur agrégé à la Faculté de Nancy et Mathieu (de Brides). *L'obésité.*

— Ribadeau-Dumas, médecin de la Maternité. *Les débuts de la tuberculose infantile.*

— Ribierre, professeur agrégé à la Faculté, médecin de l'hôpital Laënnec. *L'insuffisance cardiaque.*

— Stévenin, ex-chef de clinique de la Faculté. *La Coqueluche.*

— Tixier, médecin des hôpitaux de Paris. *Les anémies.*

1100. — Paris. — Imp. Hemmerlé, Petit et Cie. (9-22).

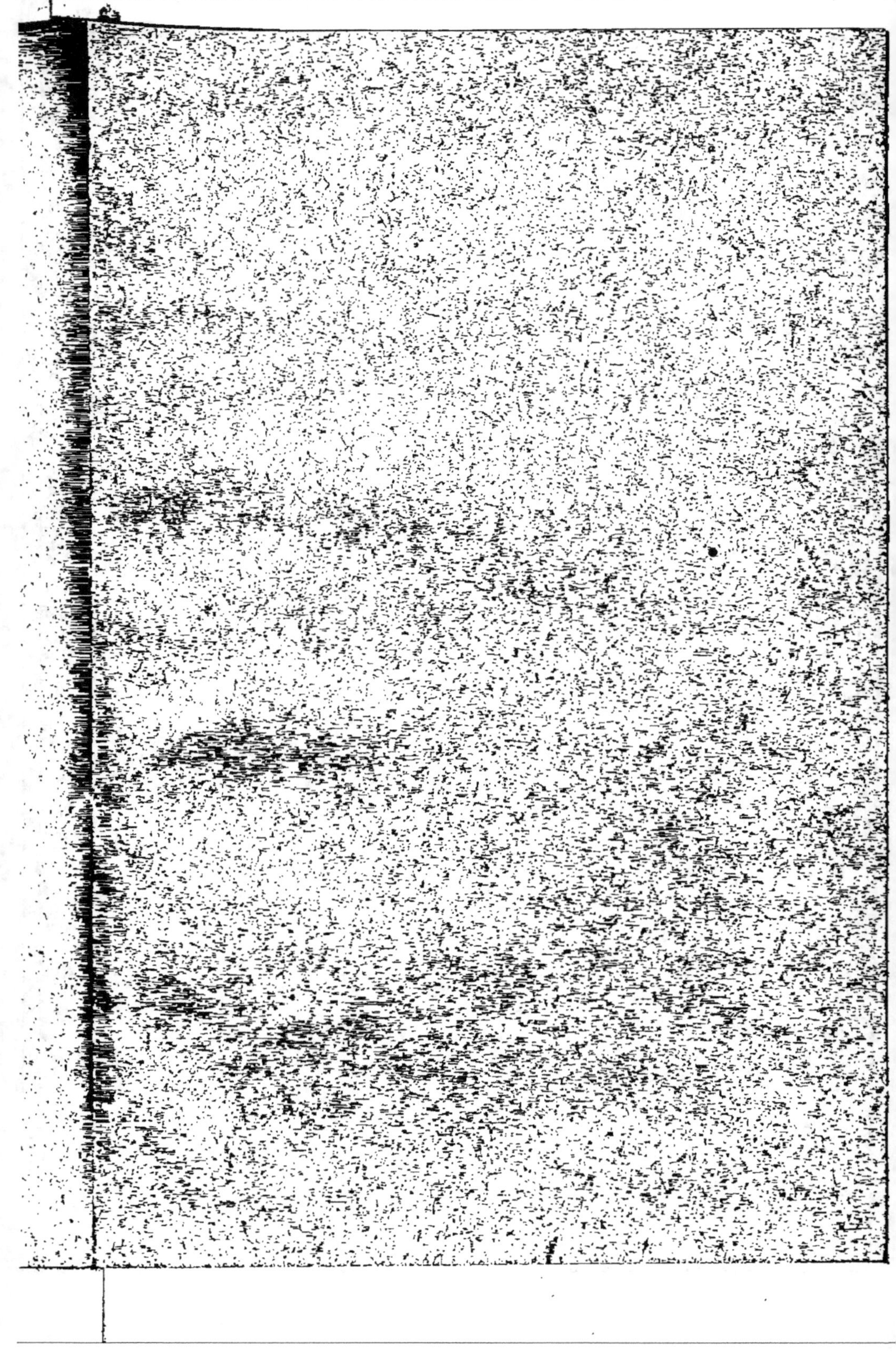

BIBLIOTHÈQUE DES CONNAISSANCES MÉDICALES

Format in-18 jésus

Volumes parus :

Dʳ APERT
Médecin de l'hôpital des Enfants Malades
Vaccins et sérums. 1 vol.
broché. Prix 7 50

Dʳ DUBREUIL-CHAMBARDEL
Les scolioses. Illustrations,
1 vol. broché. Prix . . . . 10 »

Dʳ DUCOURNAU
Chef de clinique à l'École de Stomatologie
Dents et maux de dents.
Illustrations, 1 vol. broché 7 50

Dʳ DUHEM
Chef du laboratoire de radiologie de l'hôpital
des Enfants Malades
**L'emploi des Rayons X en
médecine.** Illustrations,
1 vol. broché. Prix . . . . 10 »

Dʳ RATHERY
Professeur agrégé à la Faculté, médecin
de l'hôpital Tenon
Le diabète sucré. 1 vol.
broché. Prix 7 50

Dʳ Clément SIMON
Médecin de l'Infirmerie spéciale
de Saint-Lazare
La Syphilis. Illustrations,
1 vol. broché. Prix . . . . 10 »

Volumes en préparation :

Dʳ BLECHMANN
Ex-chef de clinique à la Faculté
Les Péricardites.

Dʳ L. DAMANY
Professeur à l'École de médecine de Rennes
**La luxation congénitale de la
hanche.**

Dʳ LOUSTE
Médecin de l'hôpital Saint-Louis
Les eczémas.

Dʳ Maurice PERRIN
Professeur à la Faculté de médecine de Nancy
et Dʳ Paul MATHIEU
ancien interne des hôpitaux de Nancy
L'obésité.

Dʳ Henri VERGER
Professeur de médecine légale à l'Université
de Bordeaux, médecin des hôpitaux
**L'évolution des idées médicales
sur la responsabilité des délin-
quants.**

4734. — Paris — Imp. Hemmerlé, Petit et Cⁱᵉ. 9-22.

www.ingramcontent.com/pod-product-compliance
Lightning Source LLC
LaVergne TN
LVHW021141050726
842519LV00002B/460